老年人健康管理实务

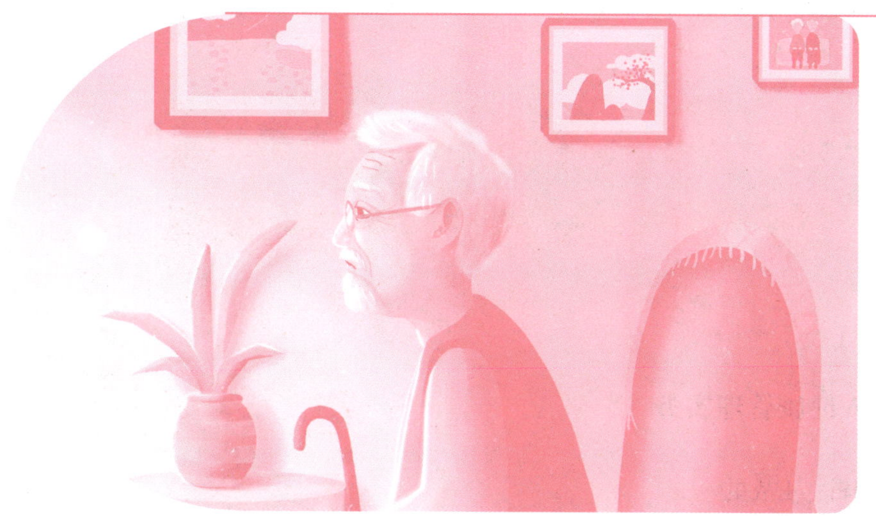

杨 希 付立霞 主编

中国言实出版社

图书在版编目（CIP）数据

老年人健康管理实务 / 杨希，付立霞主编. -- 北京 : 中国言实出版社，2024. 11. -- ISBN 978-7-5171-4838-8

Ⅰ. R161.7

中国国家版本馆 CIP 数据核字第 2024SE4046 号

老年人健康管理实务

责任编辑：王战星
责任校对：代青霞

出版发行：中国言实出版社
地　址：北京市朝阳区北苑路180号加利大厦5号楼105室
邮　编：100101
编辑部：北京市海淀区花园北路35号院9号楼302室
邮　编：100083
电　话：010-64924853（总编室）　010-64924716（发行部）
网　址：www.zgyscbs.cn　电子邮箱：zgyscbs@263.net

经　销：新华书店
印　刷：三河市悦鑫印务有限公司
版　次：2024年11月第1版　2024年11月第1次印刷
规　格：787毫米×1092毫米　1/16　11.25印张
字　数：281千字

定　价：45.00元
书　号：ISBN 978-7-5171-4838-8

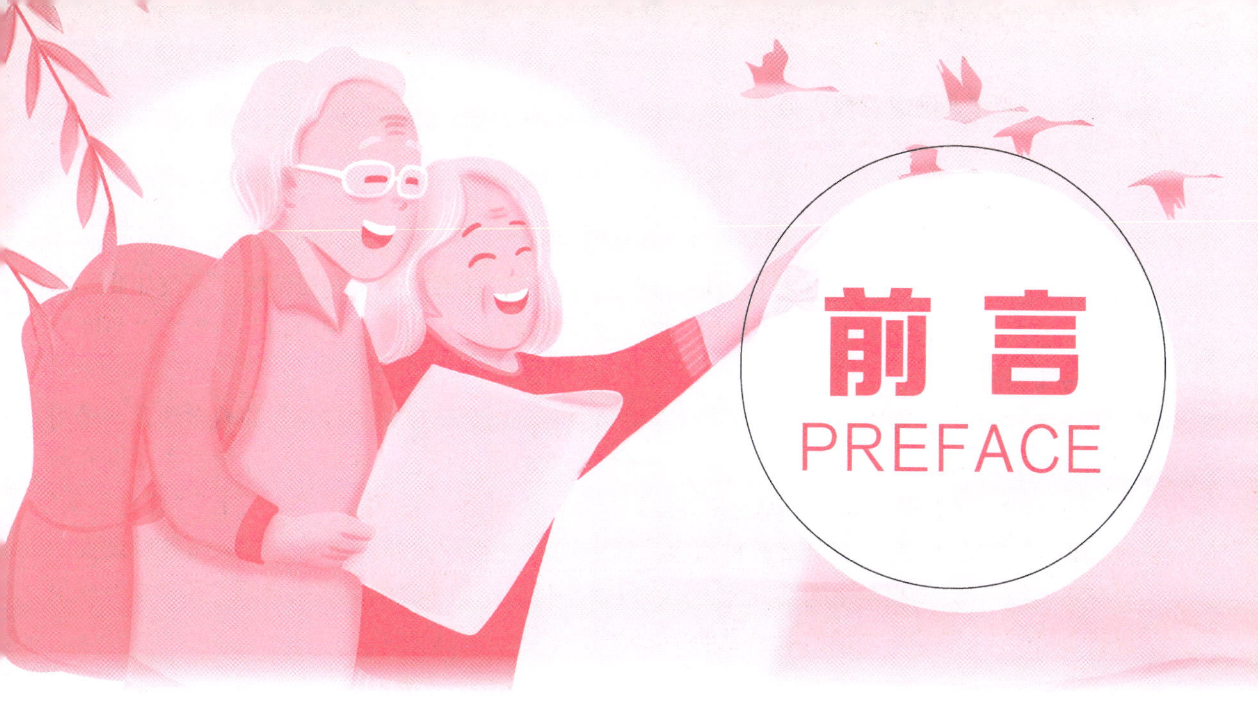

前言

PREFACE

《“十四五”健康老龄化规划》提出：“引导老年人将‘维护机体功能，保持自主生活能力’作为健康目标，树立‘自己是健康第一责任人’的意识，强化‘家庭是健康第一道关口’的观念，促进老年人及其家庭践行健康生活方式。普及营养膳食、运动健身、心理健康、疾病预防、合理用药、康复护理、生命教育、应急救助等健康知识，宣传维护感官功能、运动功能和认知功能的预防措施，不断提高老年人健康核心信息知晓率和健康素养水平。”老年人健康管理服务旨在充分了解老年人的健康状况和健康风险，并向老年人普及健康知识，帮助老年人做到未病先防、既病防变、病后防复，这对于促进老年人身心健康、实现健康老龄化具有重要意义。

为了满足社会对养老服务人才的需求，培养能够为老年人提供专业的健康管理服务的人才，编者在大量搜集、分析最新资料的基础上精心编写了本书，力求使本书兼具实用性、科学性与趣味性。具体而言，本书具有以下特色。

1 春风化雨，润物无声

党的二十大报告指出：“育人的根本在于立德。”为了全面贯彻党的教育方针，落实立德树人根本任务，发展素质教育，本书在每个项目前设置了“素质目标”，在正文中穿插了“老有康养”“智悦暮年”等模块，旨在将尊老敬老的中华传统美德、智慧助老的科学理念融入教材中，潜移默化地影响学生的思想和行为，以达到春风化雨、润物无声的育人效果。

2 校企合作，职业引领

为了使教材内容更贴近实际，编者在编写的过程中走访了多家养老机构、社区卫生服务中心、健康管理中心等，与一线工作者和行业专家进行了深入交流，了解了行业的动态和岗位的实际需求，并将这些内容融入到教材中。此外，编者还多次与行业专家就本书的结构、内容、体例等进行深入探讨，以使本书更具有实用性。

3 体系完整，体例丰富

本书按照老年人健康管理的内容与流程进行编排，体系完整，逻辑清晰。不仅如此，本书还根据国家政策，添加了老年人中医药健康管理和数字化健康管理的相关内容，以帮助学生完善知识体系。

在教材编写过程中，编者秉持“以学生为中心、以学习成果为导向”的教学理念，采用了项目任务式结构。每个任务以“情景导入”引入，通过设置具体情景引导学生主动探究问题。正文部分对老年人健康管理的相关知识进行深入讲解，并穿插了“小贴士”“课堂互动”“知识链接”等模块，以丰富教材内容，活跃课堂气氛。此外，本书在每个任务后设置了“任务实施”，以提高学生的实践能力；在每个项目后添加了“学习成果自测”和“学习成果评价”，使学生能够更好地检验自己的学习成果。

4 平台支撑，资源丰富

本书配有丰富的数字资源，读者既可以借助手机或其他移动设备扫描书中的二维码观看微课视频，也可以登录文旌综合教育平台“文旌课堂”查看和下载本书配套资源，如优质课件、教案、“学习成果自测”答案等。读者在阅读过程中有任何疑问，都可以登录该平台寻求帮助。

此外，本书还提供了在线题库，支持“教学作业，一键发布”，教师只需通过微信或“文旌课堂”App扫描扉页二维码，即可迅速选题、一键发布、智能批改，并查看学生的作业分析报告，从而提高教学效率、提升教学体验。学生可在线完成作业，巩固所学知识，提高学习效率。

本书由杨希、付立霞担任主编，肖薇、周聪聪、梅超南担任副主编。由于编者水平有限，书中如存在疏漏或不妥之处，诚请广大读者批评指正。

特别说明：

（1）编者在编写本书的过程中，参考了大量资料并引用了部分文章、图片等。大部分引用的资料已获授权，但由于部分资料来自网络，我们未能确认出处，也暂时无法联系到原作者。对此，我们深表歉意，并欢迎原作者随时与我们联系，我们将按规定支付稿酬。

（2）本书没有注明资料来源的案例均为编者自编或根据真实事件改编。

本书配套资源下载网址和联系方式

网址：https://www.wenjingketang.com

电话：400-117-9835

邮箱：book@wenjingketang.com

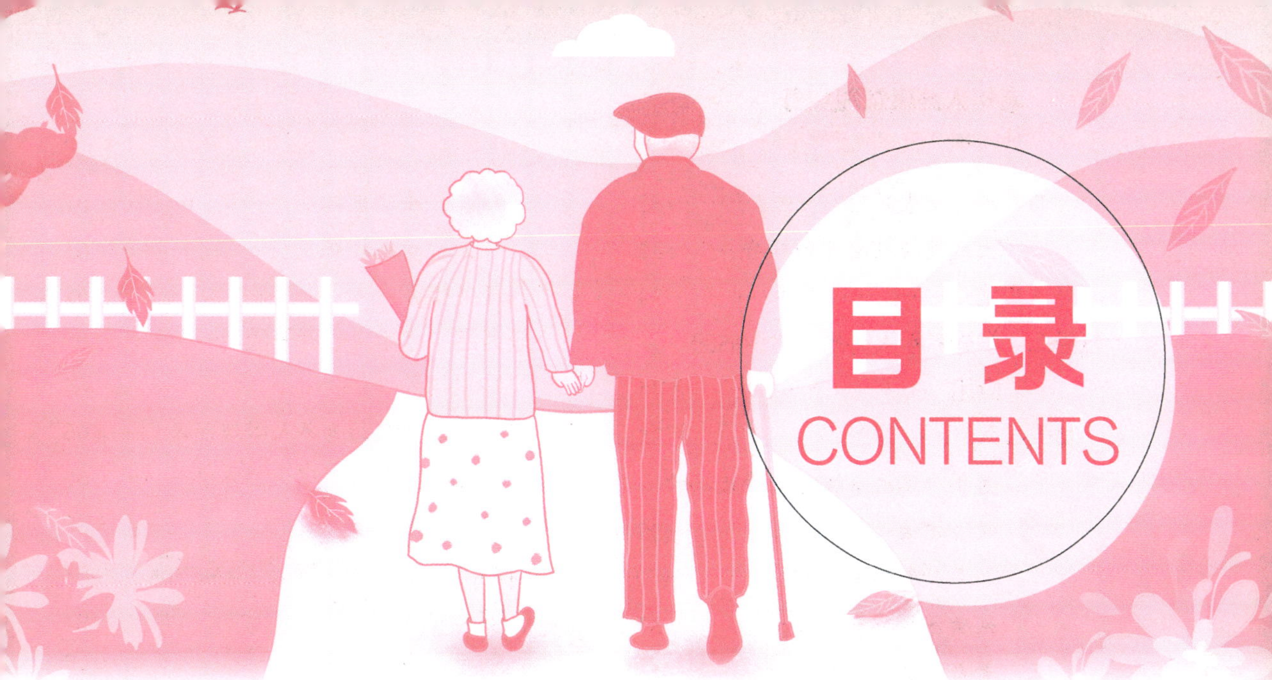
目录
CONTENTS

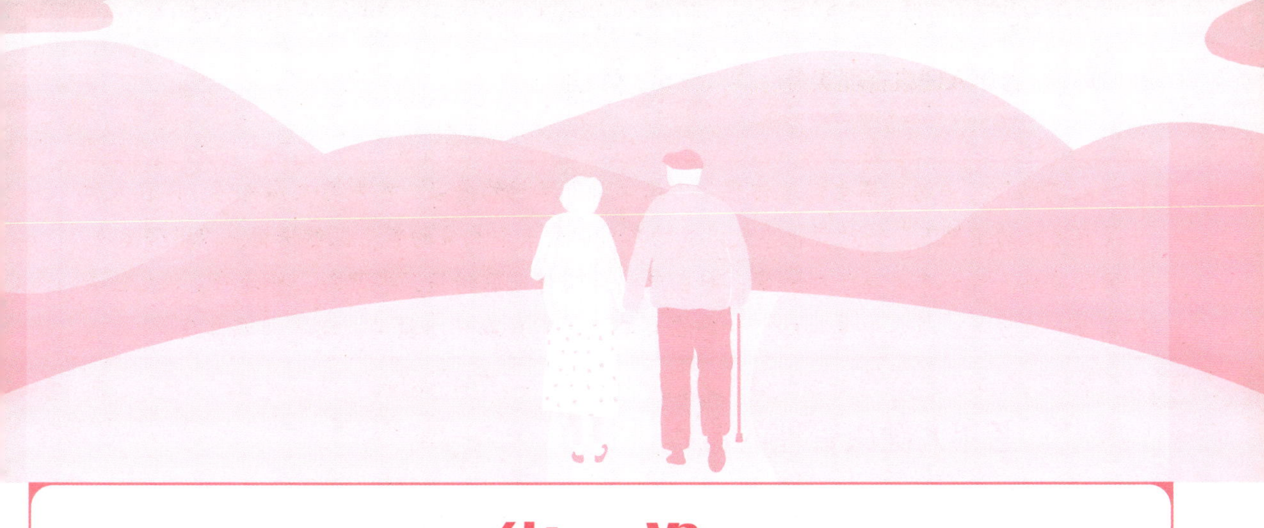

绪 论

一、老年人健康管理的内涵

健康管理的"哲学三问"

健康管理是应用医学、心理学、营养学、社会学、管理学等方面的知识，对个体和群体进行健康监测、健康风险评估、健康危险因素干预和健康指导的过程，其目的是对人体健康进行有效管理，优化社会健康资源配置。

随着年龄的增加，老年人器官功能和认知功能衰退，性格与情绪改变，健康风险增加，因此更需要接受有效的健康管理。老年人健康管理是指以老年人为管理对象，对老年人进行健康监测、健康风险评估、健康危险因素干预和健康指导的过程。

老年人健康管理的内涵与中医药文化中的"治未病"思想本质上是一致的。"治未病"思想强调在患病前预防疾病发生，患病后防止疾病进一步发展，痊愈后防止疾病复发。老年人健康管理以"治未病"思想为指导，结合现代化技术和理论知识，旨在用最优的资源帮助老年人提高生命质量，获得最大健康效益。

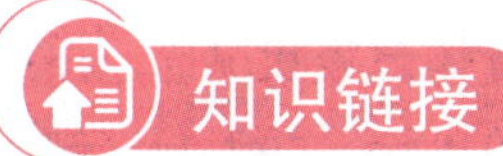

从扁鹊三兄弟的故事中领悟"治未病"思想

战国时期有位名医，名为扁鹊。先秦典籍《鹖冠子》中记载了这样一则故事。一天，魏文侯问扁鹊："你们家兄弟三人中谁医术最好？"扁鹊回答："大哥最好，二哥次之，我最差。"魏文侯又问："那为什么你最出名呢？"扁鹊答道："我大哥治病，是治病于疾病未发之时，由于一般人不知道他能事先铲除病根，所以他的名气无法传出去。我二哥治病，是治病于疾病初起之时，一般人以为他只能治轻微的小病，所以他的名气只传于乡里。而我治病是在病情严重之时，大家都认为我的医术高明，所以我的名气最大。"

扁鹊三兄弟的故事生动地体现了"治未病"思想的内涵：首先要未病先防，即在人体没有患病的情况下，针对可能导致疾病的各种因素采取相应的养生保健措施，以增强体质，预防疾病发生；其次要既病防变，即在患病后及时采取措施，早诊断、早治疗，以阻止疾病进一步发展；最后要病后防复，即在疾病痊愈后采取预防措施，防止疾病复发。

二、老年人健康管理的流程

老年人健康管理的流程包括老年人健康监测、老年人健康风险评估、老年人健康危险因素干预、慢性病老年患者健康管理、老年人健康指导等，如图 0-1 所示。

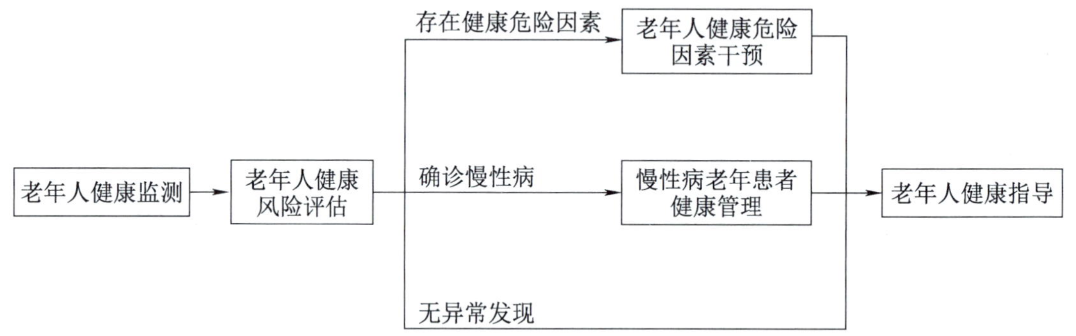

图 0-1　老年人健康管理的流程

（一）老年人健康监测

健康监测是采集和管理健康信息的过程，是开展健康管理工作的第一步。不同老年人健康状况各不相同，对健康管理服务的需求也不尽相同，因此，只有充分了解、正确管理老年人的健康信息，才能科学、有效、及时、持续地为老年人提供健康管理服务。

（二）老年人健康风险评估

健康风险评估即判断个体或群体未来发生特定疾病的可能性，是进行后续健康管理工作的基础。老年人的健康信息可以反映其生活方式、疾病史、家族史、身体健康状况等，根据老年人的健康信息对老年人进行健康风险评估，可以了解老年人患病的风险，并为制订健康危险因素干预方案、开展健康指导提供科学依据。

（三）老年人健康危险因素干预

健康危险因素是指人体存在的使疾病发生或死亡概率增加的因素。若在健康监测、健康风险评估过程中发现老年人存在健康危险因素，应对其采取有针对性的干预措施，如调整膳食结构、戒烟限酒等，以降低老年人患病的风险。

（四）慢性病老年患者健康管理

若在健康监测、健康风险评估过程中发现老年人患有慢性病，应为其提供长期的健康监

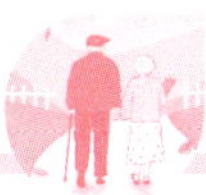

测、健康风险评估和健康危险因素干预服务，以有效控制慢性病的发展。

（五）老年人健康指导

对老年人进行健康指导，如指导老年人接种疫苗、指导老年人用药（见图 0-2）等，有利于提高老年人自我健康管理能力，改善老年人整体的健康状态，对促进老年人的健康、提高老年人的生活质量有着非常重要的意义。因此，无论老年人是否存在健康危险因素、是否患有慢性病，都应为其提供全面的健康指导。

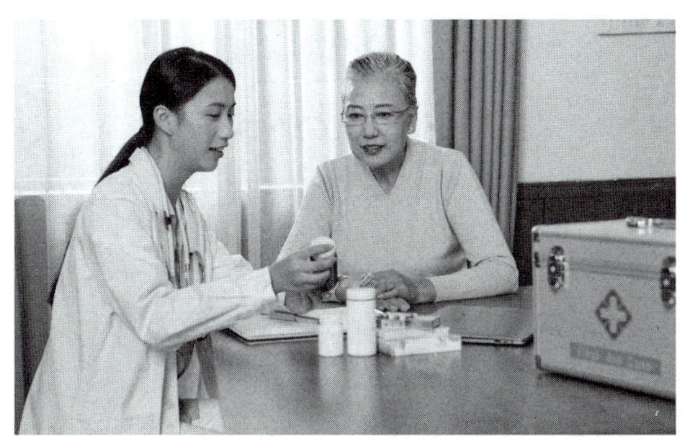

图 0-2　指导老年人用药

三、老年人健康管理的模式

（一）家庭医生签约模式

家庭医生签约模式是以家庭医生与老年人签订协议的方式为老年人提供综合健康管理服务的模式。家庭医生不仅可以为老年人提供日常的咨询和诊疗服务，还能根据老年人的健康状况制订个性化的健康管理计划，帮助老年人预防和控制慢性病，提高生活质量。

国家卫生健康委、全国老龄办、国家中医药局联合发布的《关于全面加强老年健康服务工作的通知》中提到，要做好老年人家庭医生签约服务：加强家庭医生签约服务宣传推广，为老年人提供基本医疗卫生、健康管理、健康教育与咨询、预约和转诊、用药指导、中医“治未病”等服务；家庭医生要定期主动联系签约老年人了解健康状况，提供有针对性的健康指导，切实提高签约老年人的获得感和满意度。

（二）社区巡诊模式

社区巡诊模式是社区成立巡诊小组，为社区老年人提供健康体检、社区健康教育、上门巡诊等服务的模式。采用社区巡诊模式能够使老年人就近享受到便捷、专业、个性化的健康管理服务，不仅促进了老年人的健康，还促进了社区和谐。

（三）医院健康管理中心模式

医院健康管理中心模式是以医院为依托，为老年人提供全面、专业的健康管理服务的模式。医院健康管理中心能够充分利用医院的医疗资源，发挥专业优势，满足老年人的健康需求。同时，医院健康管理中心还可以开辟老年人就医绿色通道，及时发现老年人的健康问题并采取相应的措施。

（四）智慧健康管理模式

智慧健康管理模式是利用数字化技术为老年人提供便捷、高效的健康管理服务的模式，该模式下的健康管理服务包括实时监测健康信息、智能情感陪护、远程诊疗、远程健康咨询、紧急救助等。

四、老年人健康管理人员的职业要求

（一）专业知识要求

老年人健康管理人员（以下简称“健康管理人员”）应具备以下专业知识：

（1）健康管理基础知识，如老年人健康管理的流程、方法等。

（2）医学基础知识，如老年人慢性病防治基础知识、老年人用药基础知识等。

（3）其他相关知识，如老年人心理健康知识、老年人膳食与营养基础知识等。

（二）职业道德要求

1．礼貌亲和

健康管理人员在与老年人交流时应使用敬语，保持亲和、友善的态度，且应耐心回答老年人的问题，不轻易打断老年人的发言。

2．公平公正

健康管理人员应坚持公平、公正的原则，确保每位老年人都能享受到平等的健康管理服务，不因任何因素而偏袒或歧视老年人。

3．充分尊重老年人

健康管理人员应充分尊重老年人，在工作时向其解释健康管理工作的性质、特点及老年人的权利和义务等，充分征询老年人的意见，并在得到其同意后开展相关服务。

4．遵守保密原则

健康管理人员应严格遵守保密原则，不泄露老年人的健康信息，并有责任向老年人说明健康管理工作的相关保密原则和规定。

5．具有责任心

健康管理人员应尽职尽责，始终将老年人的健康放在首位，并且能够积极面对工作中的困难和挑战，主动寻求解决方案。

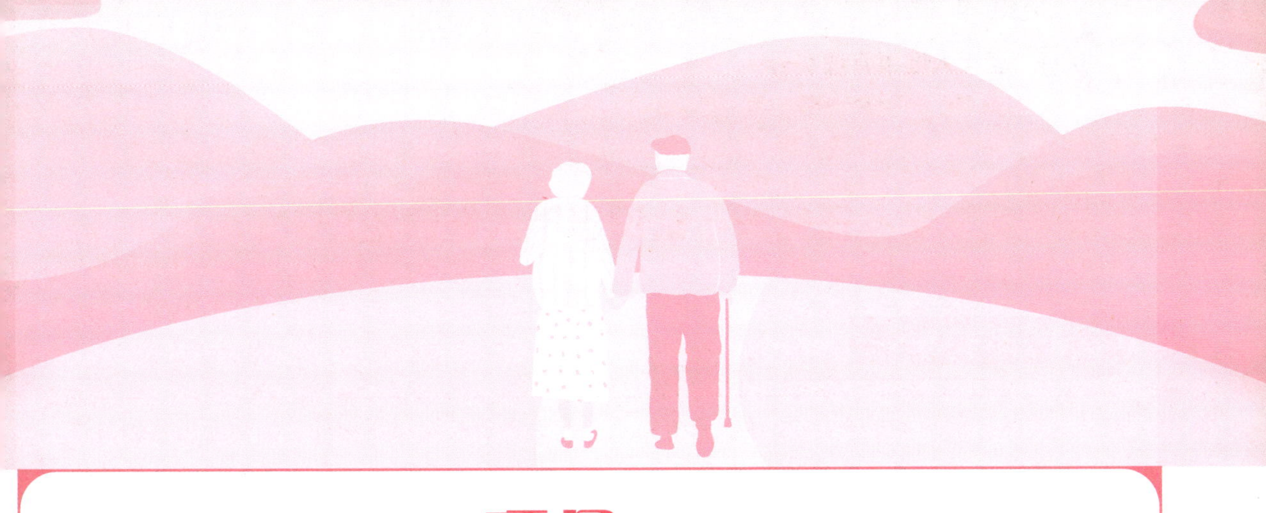

项目一
老年人健康监测

项目引言

随着人口老龄化的加速，老年人的健康问题日益受到社会各界的广泛关注。健康监测作为老年人健康管理的起始环节，对于及时发现健康问题、预防和控制疾病具有至关重要的作用。本项目首先对健康监测的基础知识进行介绍，然后重点讲解老年人健康体检、建立与管理老年人健康档案的相关知识。

知识目标

- 了解老年人健康监测的内容和目的、老年人健康信息采集和管理、老年人健康监测方案的制订和实施。
- 掌握老年人健康体检项目的设置、指导老年人健康体检的要点、常见健康体检项目的测量方法。
- 掌握老年人健康档案的内容和类型、建立老年人健康档案的基本要求、老年人健康档案的建立方式、老年人健康档案的管理。

素质目标

- 具备责任意识，保护老年人的健康信息，尊重老年人的隐私和权利。
- 树立终身学习理念，关注老年人健康监测领域的最新研究成果，不断提高自身的专业水平，为老年人提供更加科学、有效的健康监测服务。

任务一　认识老年人健康监测

情景导入

某社区的周爷爷今年72岁，患有高血压病，需要长期服用药物，接受血压监测，该社区像周爷爷一样患有慢性病的老年人不在少数。为了更好地向社区老年人提供科学的健康管理服务，增强老年人的疾病风险防范意识，该社区健康管理中心为社区老年人提供了免费的健康监测服务。

健康管理人员会定期入户走访，通过向老年人发放调查问卷等方式，了解老年人的健康状况。同时，健康管理人员还在社区内搭建了“健康小屋”，里面配备了身高体重测量仪、血压计、血糖仪等多种设备，使老年人可以随时进行自助健康检测。除此之外，社区健康管理中心还搭建了智能健康监测系统，为有需要的老年人发放了健康手环等智能监测设备。智能监测设备会自动监测老年人的心率、血压等健康数据，并将数据上传至系统。在采集到老年人的健康信息后，健康管理人员还会将这些信息进行汇总，建立健康档案，并及时更新老年人的健康信息。

通过提供一系列的健康监测服务，健康管理人员可以全面地掌握老年人的健康信息，为后续的健康管理工作提供依据。

思考：

（1）老年人健康监测的内容有哪些？

（2）健康管理人员应如何对老年人进行健康监测？

一、老年人健康监测的内容和目的

老年人健康监测的内容包括健康信息采集和健康信息管理。健康信息采集是老年人健康监测的首要任务，采集的内容包括老年人的基本信息、健康状况、既往史、生活方式等。健康信息管理是对采集到的健康信息进行录入、整理、更新、利用的过程，健康管理人员可以通过建立与管理老年人的健康档案，实现对老年人健康信息的高效管理。

老年人健康监测的目的主要包括两个方面，一方面是全面、持续地获取老年人的健康信息，为进行健康风险评估和健康危险因素干预提供科学依据；另一方面是评价上一周期健康管理过程中健康危险因素干预方案的实施效果。

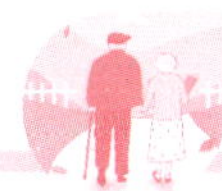

二、老年人健康信息采集

（一）健康信息采集的内容

老年人健康信息采集的具体内容如下：

（1）基本信息。基本信息主要包括老年人的姓名、年龄、性别、民族、身高、体重、婚姻状况、家庭住址和联系方式等。

（2）健康状况。健康状况主要包括老年人当前的身体状态、沟通能力、认知功能、心理状态等。

（3）既往史。既往史主要包括老年人的疾病史、手术史、输血史、过敏史、家族史、职业病危害接触史等。

（4）生活方式。生活方式主要包括老年人的膳食情况、运动情况、吸烟情况、饮酒情况、卫生习惯、睡眠情况等。

（二）健康信息采集的原则

1．计划性

健康管理人员在采集老年人的健康信息前，应制订详细的采集方案，明确采集时间、地点、人员、方法、所需工具等，以确保采集工作有序开展。

2．真实性

健康管理人员在采集过程中应认真核对每一项信息，以确保信息可以反映老年人真实的健康状况。对于老年人提供的模糊的、不确定的信息，健康管理人员应进一步询问或调查，以得到准确的信息。

3．完整性

健康管理人员在采集过程中应尽可能避免遗漏重要信息，确保采集到的健康信息全面、系统，可以涵盖老年人的生理、心理等多个方面。此外，对于缺失的信息，健康管理人员应及时进行补充。

4．及时性

老年人的健康信息是不断变化的，因此，健康管理人员应及时采集、更新老年人的健康信息，确保健康信息可以反映老年人最新的健康状况，以便为老年人提供及时、有效的健康管理服务。

（三）健康信息采集的方法

健康信息采集的方法包括组织健康体检、入户走访、发放调查问卷、查阅健康档案、依靠智能监测设备等。

1．组织健康体检

健康体检一般包括体格检查（如体温、脉搏、血压等的检查）、实验室检查（如血常规、尿常规、肝功能等的检查）等。健康管理人员可以定期组织老年人参加健康体检，从老年人健康体检的结果中获取健康信息。

2. 入户走访

健康管理人员可以通过入户走访的方式，与老年人及其家属沟通，了解老年人的生活环境、生活习惯、健康状况、家庭支持情况等。在走访过程中，健康管理人员还可以对老年人进行简单的体格检查，如测量血压、评估心肺功能（见图 1-1）等。

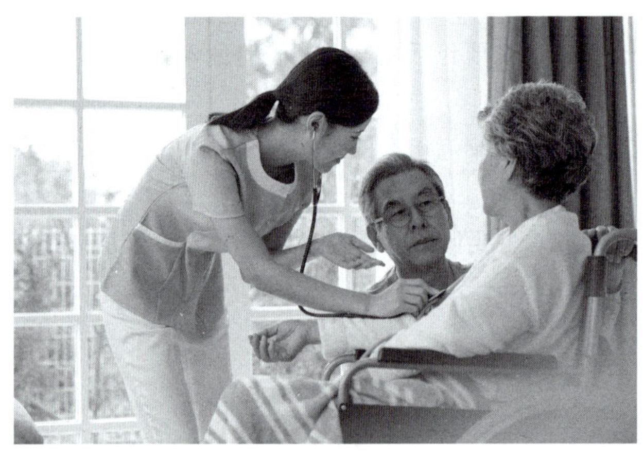

图 1-1 评估心肺功能

3. 发放调查问卷

健康管理人员可以在线上或线下发放调查问卷，并建议老年人在空闲的时间填写问卷，问卷内容应涵盖老年人的基本信息、健康状况等。健康管理人员需注意，通过调查问卷采集的健康信息可能有不准确、主观性较强等缺点。因此，健康管理人员在设计调查问卷时应避免使用模糊的语言，同时确保设置的选项尽可能包含各种情况，以便老年人选择更贴近自己健康状况的选项；此外，在收集问卷后，健康管理人员应仔细检查、甄别问卷中的信息，对于可能存在错误的地方要及时核对。

4. 查阅健康档案

老年人健康档案是老年人健康状况的资料库，健康管理人员可以通过查阅老年人健康档案采集老年人的健康信息。健康档案可以来自医疗机构、养老机构等。

老年人智能监测设备的种类及作用

5. 依靠智能监测设备

健康管理人员可以通过智能可穿戴设备、智能非接触式健康监测设备等实时收集老年人的健康信息，如生命体征、睡眠质量等信息。

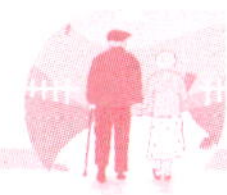

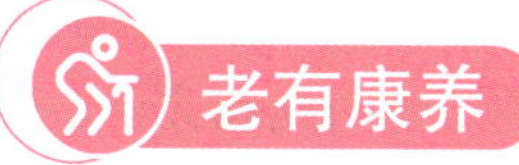

老有康养

入户走访送关怀，精准服务暖人心

为了更好地了解辖区高龄老年人的身心健康状况，甘肃省华亭市西郊社区组织了对辖区高龄老年人入户走访的活动。社区工作人员通过与老年人聊家常的方式，详细询问了老年人的健康状况和生活所需，并将老年人反馈的问题逐一记录，尽力做到“底子清、情况明”，以便社区更好地提供健康管理服务。

社区的黄奶奶早年间跟随子女在外地生活，后因思乡之情返回故土。子女因为工作地点较远，不能常常陪伴左右，黄奶奶便成了一名独居老年人。社区工作人员在日常生活中经常陪黄奶奶聊天，为她送糕点，还为她讲述身边发生的小事情，缓解了黄奶奶的孤独感。在此次入户走访活动中，社区工作人员协同医院的医生为黄奶奶测量了血压、血糖等。

该社区围绕“保健康，防重症”的要求，以创建全国示范性老年友好型社区为契机，持续开展入户走访活动，深入了解辖区老年人的健康状况和需求，以实际行动让“老有所养”民生工作落到实处，进一步提高了辖区老年人的幸福指数。

（资料来源：王童童，《守护高龄老人 走访传递温情——西郊社区开展老年人入户走访活动》，甘肃·华亭门户网，2023 年 9 月 26 日）

三、老年人健康信息管理

（一）健康信息的录入

在采集到老年人的健康信息后，健康管理人员应进行健康信息录入，录入时可借助计算机软件。为了确保健康信息录入的准确性，健康管理人员可采用“双录入法”，即由两名健康管理人员分别录入相同的健康信息，当两次录入的信息不符时，健康管理人员应核对健康信息来源，及时更正错误。

（二）健康信息的整理

健康信息的整理是对录入的健康信息进行分类、汇总的过程。健康管理人员可先按照老年人所患疾病类型、老年人年龄或老年人所在区域等对健康信息进行分类，然后将同一类别的健康信息汇总在一起，并进行排序和编号，以方便后期查找、更新健康信息。例如，健康管理人员可以先按照高血压病、糖尿病、心血管疾病等不同的疾病类型对健康信息进行分类，然后将患有相同疾病的老年人的健康信息汇总在一起，并按照老年人姓氏拼音的首字母进行排序和编号，形成健康档案，以便对患有不同疾病的老年人进行长期健康管理。

（三）健康信息的更新

老年人健康管理是一个连续的过程，老年人的健康信息会不断变化，健康管理人员采集到老年人最新的健康信息时，应及时更新。需要注意的是，健康管理人员在更新老年人的健康信息时，不应将老年人之前的健康信息删除，而应将历次的健康信息进行对比和分析，以掌握老年人健康信息的变化情况。

（四）健康信息的利用

健康管理人员应合理利用老年人的健康信息，确保健康管理工作的顺利进行。对于老年人个体的健康信息，健康管理人员可以利用其对老年人进行健康风险评估、制订个性化的健康危险因素干预方案等；对于老年群体的健康信息，健康管理人员可以利用其识别老年群体的主要健康问题、构建复杂的健康风险评估工具、评估老年群体的整体健康状态等。

四、老年人健康监测方案的制订和实施

（一）老年人健康监测方案的制订

老年人的健康状况不尽相同，因此为老年人制订的健康监测方案也应因人而异。老年人健康监测方案的制订主要包括确定监测内容、确定监测方式、确定监测团队成员等。

1．确定监测内容

若老年人第一次接受健康监测，则监测内容应尽可能全面；若健康管理人员已对老年人的健康信息有所了解，则可针对老年人的健康状况确定重点监测内容。对健康老年人、存在健康危险因素的老年人、慢性病老年患者等不同类型老年人的重点监测内容如表 1-1 所示。

表 1-1　对不同类型老年人的重点监测内容

老年人类型	重点监测内容	具体介绍
健康老年人	起居安全	监测老年人是否跌倒、是否走失等，可借助定位系统、跌倒报警系统等
	常规生理指标	组织老年人前往体检中心进行常规体检，或上门为老年人进行体检
	心理状态	利用老年人心理健康量表对老年人的心理状态进行监测
存在健康危险因素的老年人	膳食情况	了解老年人的膳食情况，如每日所食食物的数量、种类、营养均衡情况等
	运动情况	了解老年人的运动情况，如运动量、运动频率、运动时长等
	其他行为方式	监测老年人的其他行为方式，如吸烟、饮酒情况等
	异常生理指标	监测老年人的异常生理指标，如偏高的血脂、偏高的血压等
	心理状态	利用老年人心理健康量表对老年人的心理状态进行监测
慢性病老年患者	生命体征	密切监测老年人的生命体征，可借助智能可穿戴设备
	病情	（1）针对老年人的病情，组织老年人进行个性化健康体检 （2）定期通过走访、打电话、发短信等方式，了解老年人的药物使用情况、疾病治疗情况等
	心理状态	利用老年人心理健康量表对老年人的心理状态进行监测

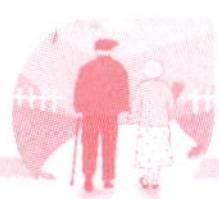

2. 确定监测方式

健康管理人员应根据监测需求、老年人的身体状况等因素确定监测方式，如入户走访、组织老年人前往监测地点等。

3. 确定监测团队成员

健康管理人员可以根据监测内容与方式确定监测团队成员，如医生、信息采集人员等，并明确每位成员的职责。

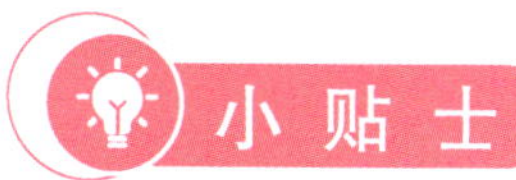

健康管理人员应注意，在制订老年人健康监测方案时应尽可能详细。除上述提到的内容外，健康管理人员还需确定预算、确定监测频率、制订应急预案等，以确保监测方案顺利实施。

（二）老年人健康监测方案的实施

1. 做好准备工作

在实施老年人健康监测方案时，健康管理人员首先需要准备好监测所需的设备，如血压计、血糖仪、听诊器等，并确保监测设备处于正常工作状态。此外，健康管理人员还需提前与老年人及其家属进行沟通，解释监测的内容、目的和意义，以获取他们的同意和配合。

2. 进行监测

在做好准备工作后，健康管理人员应按照计划进行健康监测。若在监测过程中发现方案存在问题，应及时对方案进行调整；若在监测过程中出现突发情况，应及时采取相应措施，确保老年人的安全，并根据实际情况对方案进行调整。

3. 反馈监测结果

在完成监测后，健康管理人员应及时将结果反馈给老年人及其家属。对于正面的监测结果，健康管理人员可以给予老年人肯定和鼓励；对于负面的监测结果，健康管理人员应对老年人及其家属进行详细解释，并提供相应的建议和指导。如果老年人存在严重的健康问题，健康管理人员应建议老年人前往医院做进一步的检查和治疗；如果老年人需要接受密切监测，健康管理人员应增加与老年人及其家属联系的频次。

4. 评估监测方案

在健康监测工作结束后，健康管理人员应对整个监测方案进行评估，包括评估所采用的监测方式是否科学、合理，监测结果是否能够全面、准确地反映老年人的健康状况等。同时，健康管理人员应了解老年人及其家属对监测过程的满意度、建议等，总结经验和教训，并对监测方案进行改进和优化，为下一次的监测工作提供更好的指导。

任务实施

采集老年人健康信息

任务描述：

为了让学生深入了解采集老年人健康信息的流程和技巧，本次任务通过线下走访的形式，让学生参与到老年人健康信息的采集工作中。

实施流程：

2～3 名学生一组，按照以下流程完成本次任务：

（1）前期准备。小组成员从附近的社区或养老机构中选择三位老年人作为走访对象，并提前与老年人及其家属取得联系，确认走访时间。准备好走访所需的问卷、记录本、笔、医疗设备等。

（2）实地走访。小组成员向老年人及其家属介绍走访的目的和意义，并通过填写问卷、面对面交流、使用医疗设备等方式采集老年人的基本信息、健康状况、既往史、生活方式等健康信息。

（3）整理分析。小组成员将采集到的健康信息进行整理，回顾整个走访过程，总结经验和存在的问题，并将相应的内容填入表 1-2 中。

表 1-2　线下走访结果汇总表

走访时间		走访地点	
小组成员与分工			
老年人健康信息（可简写）	第一位老年人	第二位老年人	第三位老年人
走访经验和存在的问题			

（4）小组成员在课堂上展示自己的走访结果，主讲教师对小组成员的表现进行点评。

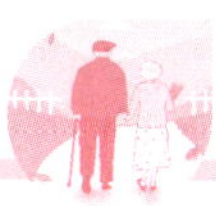

任务二　熟悉老年人健康体检

情景导入

为了让辖区老年人进一步享受到国家基本公共卫生服务，某社区决定开展老年人免费健康体检活动。在活动开始前，社区组织健康管理人员参加了老年人健康体检培训会。

在培训会上，相关负责人就健康管理人员应如何指导老年人正确体检进行了培训，并让健康管理人员分组练习常见的健康体检项目的测量方法，为下一步工作的开展打下坚实基础。在完成培训后，健康管理人员开展活动，为辖区内 65 岁及以上的老年人进行了免费健康体检，体检项目主要包括血压检查、血常规检查、尿常规检查、心电图检查、腹部彩超检查、中医体质辨识等。

体检结束后，健康管理人员根据体检结果为老年人提供了个性化的健康指导，为老年人的健康保驾护航。

思考：

（1）老年人健康体检的项目有哪些？

（2）如何为老年人设置健康体检项目？

（3）如何为老年人进行常见健康体检项目的测量？

健康体检是最常见的健康信息采集的方法，通过健康体检获取的健康信息全面、准确、可参考性强。定期为老年人进行健康体检可以帮助老年人及时地了解自己的健康状况，察觉早期疾病，还可以监测老年人的病情与治疗效果，为后续健康管理工作的开展提供科学依据。

一、老年人健康体检项目的设置

在为老年人设置健康体检项目时，应遵循科学性、适宜性的原则。健康管理人员可采用“1+X”体系框架，其中“1”为基本体检项目，“X”为专项体检项目。

（一）基本体检项目

基本体检项目是形成健康体检报告的基础项目，也是建立个人健康档案的必要项目。基本体检项目包括健康体检问卷自测、体格检查、实验室检查和辅助检查，如表 1-3 所示。

表 1-3　基本体检项目

类型	具体介绍
健康体检问卷自测	以问卷的形式了解老年人的健康状况、家族史、生活方式等
体格检查	（1）一般检查，包括身高、体重、腰围、脉搏、血压等的检查 （2）内科检查，包括心、肺等的检查 （3）外科检查，包括脊柱、四肢、关节、浅表淋巴结、甲状腺等的检查 （4）眼科检查，包括视力、辨色力、内眼、外眼等的检查 （5）耳鼻喉科检查，包括听力、外耳道、鼓膜、鼻腔、咽喉等的检查 （6）口腔科检查，包括牙齿、牙龈、口腔黏膜等的检查 （7）妇科检查，包括外阴、宫颈等的检查
实验室检查	（1）血常规检查，包括白细胞计数、红细胞计数、血小板计数等的检查 （2）尿常规检查，包括尿蛋白、尿红细胞、尿白细胞、尿比重等的检查 （3）便常规检查，包括粪便性状、粪便红细胞、粪便白细胞等的检查 （4）肝功能检查，包括谷丙转氨酶、谷草转氨酶、总胆红素、白蛋白、球蛋白等的检查 （5）肾功能检查，包括尿素氮、肌酐、尿素等的检查 （6）血脂检查，包括总胆固醇、甘油三酯、低密度脂蛋白胆固醇、高密度脂蛋白胆固醇等的检查 （7）血糖检查 （8）甲状腺功能检查，包括总甲状腺激素、促甲状腺激素、游离甲状腺激素等的检查
辅助检查	（1）心电图检查 （2）放射检查，包括肺部、心脏、胸廓、膈肌等的检查 （3）超声检查，包括肝、胆、脾、胰、肾等的检查

（二）专项体检项目

专项体检项目是针对有患病风险的人群设置的，如有家族病史、有不良生活习惯或从事高风险职业的人群。健康管理人员应根据老年人的身体状况和需求，为老年人选择适宜的专项体检项目。常见的专项体检项目包括心血管疾病筛查、癌症筛查和其他慢性病筛查，如表 1-4 所示。

表 1-4　常见的专项体检项目

类型		目标人群	优先推荐项目	可选项目
心血管疾病筛查	高血压病筛查	有高血压病家族史、有吸烟史、过量饮酒、高盐饮食、长期精神压力大、肥胖、有 2 型糖尿病史的老年人	血钠检测、血钾检测、同型半胱氨酸检测、脉搏波传导速度检测、超声心动图检查、动态血压监测等	头颅 CT、头颅核磁共振成像等
	冠心病筛查	有冠心病家族史、有高血压病家族史、有吸烟史、肥胖、心前区疼痛、胸部不适的老年人	高敏肌钙蛋白检测、冠状动脉钙化积分检测、超声心动图检查、动态心电图监测、颈动脉超声检查等	超敏 C 反应蛋白检测、冠状动脉 CT 血管造影、脉搏波传导速度检测等

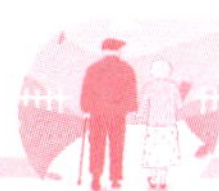

续表

类型		目标人群	优先推荐项目	可选项目
心血管疾病筛查	脑卒中筛查	有脑卒中家族史、有高血压病史、有血脂异常史、有吸烟史、肥胖、患有心房颤动、头晕、头痛的老年人	动态血压监测、动态心电图监测、超声心动图检查、颈动脉超声检查、经颅多普勒超声检查等	头颅CT、头颅核磁共振成像、头颅核磁共振血管成像等
	其他心血管疾病筛查	有高血压病史、有血脂异常史、有吸烟史、有2型糖尿病史的老年人	脉搏波传导速度检测、踝肱指数检测、颈动脉超声检查等	糖化血红蛋白检测、尿微量白蛋白检测、超敏C反应蛋白检测、动态血压监测、动态心电图监测等
癌症筛查	肺癌筛查	有肺癌家族史、有吸烟史、有被动吸烟史、有职业病危害接触史、痰中带血、长期低热的老年人	低剂量胸部CT	肿瘤标志物检测，如癌胚抗原（CEA）、胃泌素释放肽前体（ProGRP）、神经元特异性烯醇化酶（NSE）等的检测
	结直肠癌筛查	有结直肠癌家族史、有吸烟史、肥胖、下腹痛、便血的老年人	粪便潜血检测、结肠镜检查等	肿瘤标志物检测，如癌胚抗原（CEA）、糖类抗原19-9（CA19-9）等的检测
	胃癌筛查	有胃癌家族史、有幽门螺杆菌感染史、摄入过多腌制食品、有吸烟史的老年人	幽门螺杆菌检测、电子胃镜检查等	肿瘤标志物检测，如癌胚抗原（CEA）、糖类抗原72-4（CA72-4）、糖类抗原125（CA125）等的检测
	肝癌筛查	有肝癌家族史、有乙型肝炎病毒和丙型肝炎病毒感染史、长期食用被黄曲霉毒素污染的食物的老年人	甲胎蛋白检测、甲胎蛋白异质体检测、异常凝血酶原检测等	肝脏增强CT、癌胚抗原（CEA）检测、糖类抗原19-9（CA19-9）检测等
	乳腺癌筛查	有乳腺癌家族史、肥胖、高脂饮食、绝经年龄晚的老年人	乳腺B超、乳腺X线摄影等	肿瘤标记物检测，如癌胚抗原（CEA）、糖类抗原125（CA125）、糖类抗原15-3（CA15-3）等的检测
	宫颈癌筛查	有宫颈癌家族史、白带异常、阴道出血的老年人	人乳头瘤病毒核酸检测、液基薄层细胞学检查等	肿瘤标记物检测，如癌胚抗原（CEA）、鳞状细胞癌抗原（SCCA）等的检测
	前列腺癌筛查	有前列腺癌家族史，尿频、尿急、血尿的老年人	前列腺触诊、前列腺超声检查等	肿瘤标记物检测，如游离前列腺特异性抗原（f-PSA）、前列腺特异性抗原（PSA）等的检测
其他慢性病筛查	慢性阻塞性肺疾病筛查	有慢性支气管炎病史、有支气管哮喘病史、有职业病危害接触史、有吸烟史的老年人	肺功能检查	肺部CT、超声心动图检查等
	2型糖尿病筛查	有糖尿病家族史、有妊娠糖尿病史、易口渴、长期多饮多食、体重下降的老年人	口服葡萄糖耐量试验、餐后2小时血糖检测、糖化血红蛋白检测、糖化白蛋白检测等	皮肤糖基化终产物检测、空腹和餐后2小时胰岛素检测等

佟奶奶今年72岁，母亲与外婆均有乳腺癌病史。佟奶奶在退休前是一名教师，长期吸入粉笔灰，再加上过度用嗓，经常出现咳嗽、咳痰等症状。

请为佟奶奶设置健康体检项目。

二、指导老年人健康体检的要点

（一）体检前

在老年人进行健康体检前，健康管理人员应做好以下几点：

（1）饮食方面。提醒老年人在体检前三天不宜饮用酒、咖啡等，且不要食用油腻、辛辣的食物。同时，应建议老年人不要食用可能会影响体检结果的食物，如含碘量较高的食物（可能会影响甲状腺功能的检测结果）、含嘌呤量较高的食物（可能会影响血尿酸的检测结果）、动物血液制品（可能会造成粪便潜血检测结果呈阳性）、含糖量过高的食物（可能会影响血糖、尿糖的检测结果）等。此外，健康管理人员还应提醒老年人在体检前至少空腹8小时。

（2）运动方面。提醒老年人在体检前三天不要进行剧烈运动，并确保身体得到充分休息。

（3）着装方面。提醒老年人在体检当天穿舒适的衣物，不要穿连衣裙、背带裤等不便穿脱的衣物，也不要佩戴金属首饰。

（4）其他方面。提醒老年人在体检当天根据体检要求携带身份证、医保卡等。同时，若老年人患有慢性病，则应提醒老年人在体检前不用停用药物，并在体检当天携带药物，在做完需要空腹的检查后即可正常服药。此外，若老年人有晕针、低血糖等情况，应提醒老年人在体检时携带家属。

（二）体检时

在老年人进行健康体检时，健康管理人员应提醒老年人做好以下几点：

（1）先进行需要空腹的检查，如血常规检查、电子胃镜检查等。

（2）在进行血压检查与心电图检查时不要紧张，保持心态平和。

（3）在进行尿常规检查时，应留取中段尿，且应尽量留取晨尿。

（4）在采血后压迫针孔5分钟，按压时不要用力揉搓。若老年人在采血后针孔附近皮肤出现青紫瘀斑，应建议老年人进行局部热敷。

（5）不要隐瞒病情，以免漏检或误检。

（6）不要随意舍弃体检项目。

（7）在体检时妥善保管自己的随身物品。

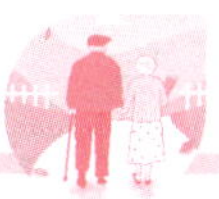

（三）体检后

在老年人完成健康体检后，健康管理人员应做好以下几点：

（1）老年人在做完一些体检项目后可能会出现不适症状，健康管理人员应为老年人提供缓解不适症状的建议。例如，在做完电子胃镜检查后，部分老年人会出现腹胀、腹痛、打嗝等现象，健康管理人员应建议老年人不宜食用过多食物，且应尽量选择流质饮食；在做完各种造影检查后，部分老年人会出现恶心、腹胀、过敏等症状，健康管理人员应建议老年人多饮水，以及时将造影剂排出体外。

（2）在拿到体检结果后，应告知老年人存在的健康问题，并提醒老年人重视体检结果，明确需定期复查的项目。

（3）提醒老年人不要过度担忧自己的负面体检结果，应保持积极乐观的心态。

三、常见健康体检项目的测量方法

健康管理人员需掌握常见健康体检项目的测量方法，以便在有需要的时候帮助老年人进行测量。下面简要介绍身高和体重、腰围和臀围、体温、脉搏、血压、血糖的测量方法。

（一）身高和体重

健康管理人员可以使用身高体重测量仪为老年人测量身高和体重。在测量前，健康管理人员应校准身高体重测量仪。在测量时，健康管理人员应提醒老年人脱下帽子、鞋子，站在测量仪的踏板上，挺胸抬头，双膝并拢并站直，直到测量仪上显示测量结果后方可走下来。

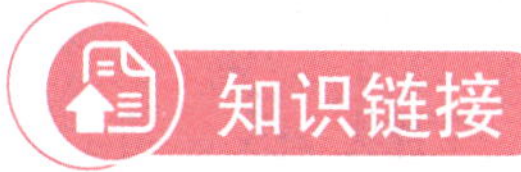

体重指数（BMI）的计算

BMI 是一种常用于衡量人体肥胖程度的指标，可以通过身高和体重计算得出。在采集到老年人的身高和体重信息后，健康管理人员可按照以下公式计算老年人的 BMI：

BMI=体重（kg）/身高的平方（m^2）

成年人 BMI 标准如表 1-5 所示。

BMI

表 1-5　成年人 BMI 标准

分类	体重过低	体重正常	超重	肥胖
BMI 范围（kg/m^2）	＜18.5	18.5～23.9	24～27.9	≥28

健康管理人员需注意，65 岁及以上老年人的适宜 BMI 范围有所变化。65～79 岁的老年人的适宜 BMI 范围为 20～26.9 kg/m^2，80 岁及以上的老年人的适宜 BMI 范围为 22～26.9 kg/m^2。

（二）腰围和臀围

腰围和臀围是反映老年人身体形态的重要指标，其具体测量方法如下：

（1）腰围的测量方法：健康管理人员提醒老年人自然站立，双腿并拢，露出腹部的皮肤，保持自然呼吸，不要用力收腹。将软尺在老年人肋骨下缘与胯骨上缘之间的中线处（见图 1-2）绕一圈，读取示数。软尺应紧贴皮肤，不可过松或过紧。

（2）臀围的测量方法：健康管理人员提醒老年人自然站立，双腿并拢，放松臀部。将软尺在老年人臀部的最高点绕一圈，读取示数。

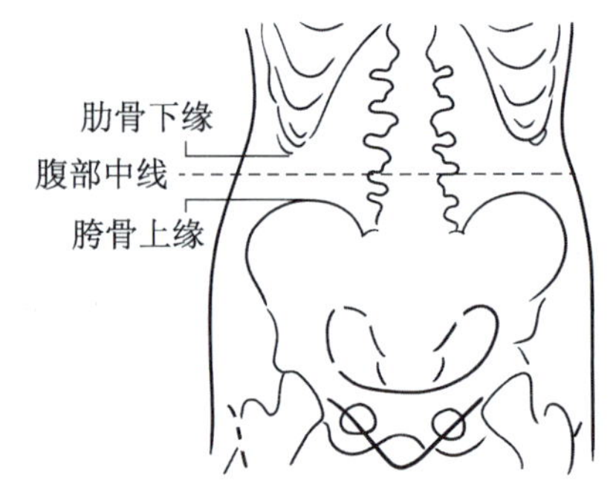

图 1-2　测量腰围的位置

（三）体温

为老年人测量体温时，常用的设备为红外线体温计，如耳温枪、额温枪等。耳温枪和额温枪的使用方法如下：

（1）耳温枪的使用方法：健康管理人员首先将老年人耳道内的污垢或其他异物清理干净；然后打开耳温枪的开关，将老年人的耳郭轻轻向后拉伸，将耳温枪的探头放入老年人的耳道；最后按下测量键，听到提示音后读取示数。

（2）额温枪的使用方法：健康管理人员首先确保老年人额前无汗水，并且无头发、帽子等覆盖；然后打开额温枪的开关，将探头对准老年人额头的中间处，使之与额头保持 1～1.5 cm 的距离；最后按下测量键，听到提示音后读取示数。

（四）脉搏

测量脉搏的部位一般为浅表、靠近骨骼的大动脉，临床上最常选择的诊脉部位为桡动脉。健康管理人员可按照以下步骤为老年人测量脉搏：

（1）叮嘱老年人在测量脉搏前 30 分钟内不要剧烈运动、大声喊叫等。

（2）指导老年人取坐位或卧位，手臂置于舒适位，手腕伸展，身体放松。

（3）用食指、中指和无名指按压老年人的桡动脉表面（见图 1-3），按压力度应适中，以能清楚地感受到动脉搏动为宜。若老年人单侧肢体瘫痪，健康管理人员应在老年人健侧手腕处进行测量。

（4）借助秒表数半分钟内的脉搏数，将所得数值乘以 2，即为老年人的脉率。同时，感受老年人的脉律、脉搏强弱和动脉壁触感。

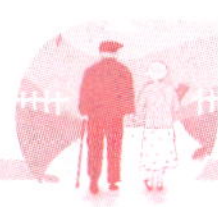

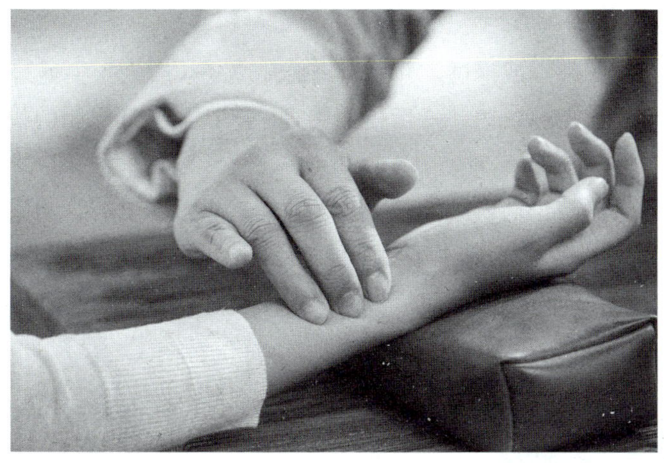

图 1-3 按压桡动脉表面

小贴士

（1）脉率是指脉搏每分钟跳动的次数，健康成年人在安静状态下脉率为 60～100 次/分钟。

（2）脉律是指脉搏的节律性，正常脉律均匀规则。

（3）脉搏强弱取决于动脉充盈度和周围血管的阻力，正常情况下，脉搏应是均匀有力的。

（4）正常动脉壁的触感应是光滑、柔软且有弹性的。

（五）血压

为老年人测量血压时，常用的设备为上臂式电子血压计，其使用方法如下：

（1）叮嘱老年人在测量血压前 30 分钟内不要喝咖啡、饮茶、吸烟或运动，并在测量前 10 分钟内放松心情、排空膀胱、静坐休息。

（2）协助老年人取坐位，叮嘱老年人脱去被测手臂处的厚衣物，将前臂平放在桌面上，将双脚平放在地面上，放松身体。

（3）将血压计袖带系在老年人上臂处，使袖带与心脏在同一水平线上，袖带下缘距离肘窝上方 2～3 cm。扎好袖带，不宜过紧或过松，以袖带下方能塞进两根手指为宜。

（4）按下血压计的测量键，并叮嘱老年人在测量时避免用力、说话和移动。

（5）读取血压计的示数。

（六）血糖

健康管理人员可按照以下步骤为老年人测量血糖：

（1）准备血糖仪、血糖试纸、采血笔、一次性采血针、棉签、皮肤消毒液等物品，检查血糖试纸是否在保质期内。

（2）协助老年人取仰卧位或坐位，并暴露采血部位（一般为指尖处）。

（3）把血糖试纸插入血糖仪内，然后校正代码，确认血糖仪显示的代码和血糖试纸代码一致。

（4）为老年人的采血部位消毒。拧开采血笔的笔帽（见图 1-4），将采血针装入采血笔中（见图 1-5），并拧去针尖保护帽，盖上采血笔的笔帽。

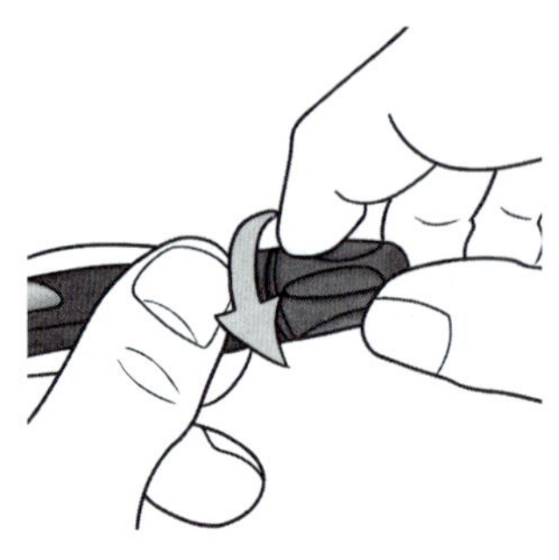

图 1-4　拧开采血笔的笔帽

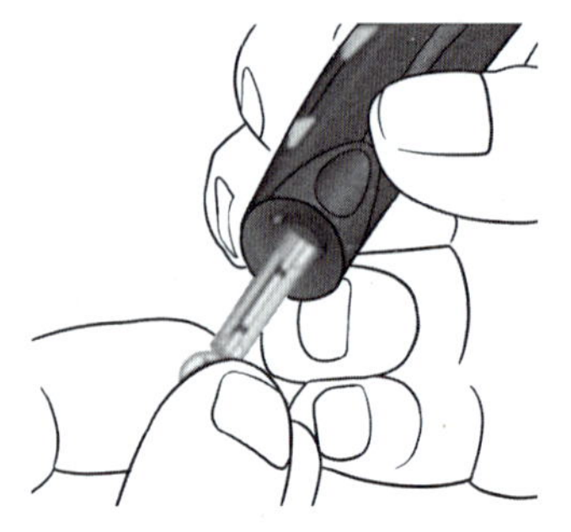

图 1-5　将采血针装入采血笔中

（5）调节针尖穿刺深度（见图 1-6），向后拉动笔栓（见图 1-7），听到“咔嚓”声后放开。将采血笔贴近采血部位（见图 1-8），按下释放按钮。

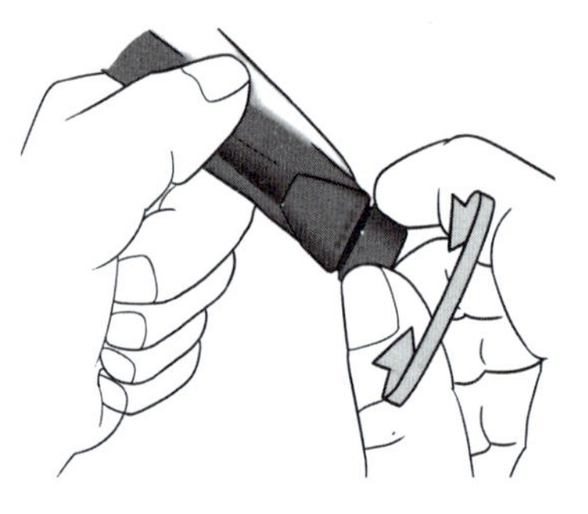

图 1-6　调节针尖穿刺深度

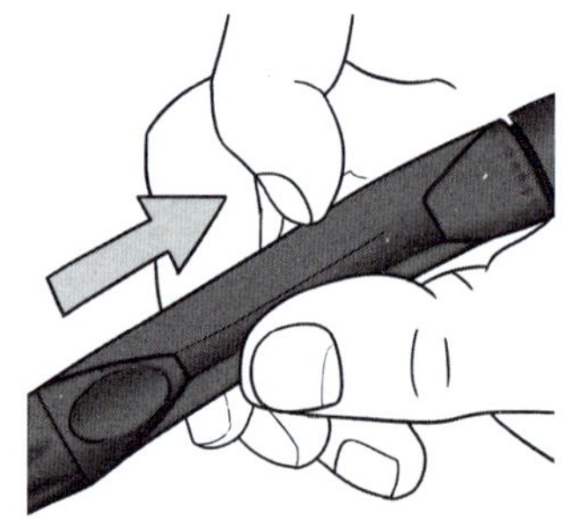

图 1-7　向后拉动笔栓

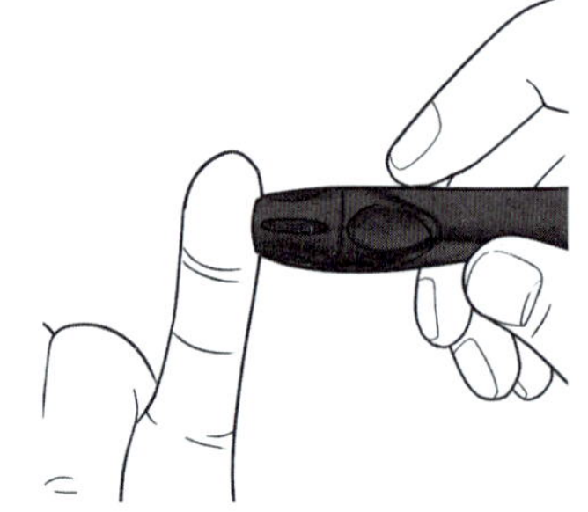

图 1-8　将采血笔贴近采血部位

（6）用棉签拭去第一滴血，然后从指根向指尖挤压出血液，将血糖试纸贴近采血部位吸收血液。用棉签按压老年人的采血部位，直至不出血为止。

（7）读取血糖仪的示数。

老有康养

免费体检，守护老年人的健康

为了进一步提高老年人对自身健康的重视，切实做到对疾病早预防、早发现、早治疗，2023 年 9 月 14 日至 15 日，湖南省长沙市岳麓区新生社区联合街道卫生服务中心在社区居家养老中心为辖区内 65 岁及以上的老年人进行免费健康体检。此次健康体检活动

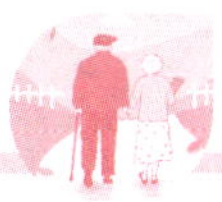

为老年人提供了空腹血糖检查、血常规检查、血脂检查、尿常规检查、腹部B超、心电图检查等项目。为了做好这次免费健康体检活动，社区通过居民代表以入户、打电话等方式提前广泛宣传，告知老年人体检时间、地点和注意事项。

在体检过程中，医务人员耐心细致地为每位老年人进行身体检查，并了解他们的健康状况和需求。此外，医务人员还针对不同群体的特殊情况进行个性化的健康指导。例如，对于患有高血压病、糖尿病等疾病的老年人，医务人员会给出相应的饮食调整建议，以帮助他们更好地疗养。体检结束后，社区工作人员还为每一位参检的老年人准备了丰盛的早餐。这些细微又贴心的举动让老年人夸赞不已。社区的汪奶奶表示："非常感谢社区的关怀，让我们在家门口就能享受到免费的健康体检服务！"

本次免费健康体检活动得到了老年人的积极响应，两天时间内，共300余名65岁及以上的老年人参加了健康体检。在未来，该社区将持续关注老年人的身体健康，为促进社区和谐发展贡献力量。

（资料来源：余伟华，《"温情守护，健康相约" 新生社区开展老年人免费体检活动》，长沙市岳麓区人民政府官网，2023年9月15日）

任务实施

为老年人进行健康体检

任务描述：

春季是老年人慢性病高发季节。为了增强老年人的自我保健意识，落实对老年人的关爱，某社区组织健康管理人员上门为老年人提供健康体检服务。健康管理人员首先来到马爷爷的家中，向马爷爷介绍了本次健康体检的项目、意义等，在得到马爷爷的同意后，健康管理人员准备为马爷爷进行健康体检。请模拟健康管理人员为马爷爷进行健康体检的场景。

实施流程：

（1）2～3名学生一组，1名学生扮演马爷爷，其他学生扮演健康管理人员。

（2）小组成员从常见健康体检项目中选择2～3项，模拟为老年人进行健康体检的场景，并将模拟过程录制成视频。

（3）小组成员在课堂上播放视频，主讲教师对小组成员的表现进行点评。

任务三 建立与管理老年人健康档案

情景导入

随着养老服务需求的快速增长，入住养老机构成为老年人养老的重要方式之一。谢爷爷两天前入住某养老机构，为了实现对谢爷爷健康信息的动态管理，该养老机构计划为谢爷爷建立个人健康档案。

在建立健康档案的过程中，健康管理人员首先来到谢爷爷的房间，向谢爷爷介绍了建立健康档案的意义、方法等。随后，健康管理人员详细地询问了谢爷爷的疾病史、用药情况、心理状态等，并将信息录入到谢爷爷的个人健康档案中。

该养老机构的健康管理人员表示，他们在之后将不断丰富和完善老年人的健康档案，使健康档案成为系统、全面描绘老年人身体状况的“健康图谱”。

思考：

（1）老年人健康档案的内容有哪些？

（2）如何建立老年人健康档案？

老年人健康档案是以老年人个人健康为核心，记录老年人个人健康信息的标准化、系统化资料。建立与管理老年人健康档案是最常见的健康信息管理的方法，有利于健康管理人员全面、系统地掌握老年人的健康信息。

一、老年人健康档案的内容和类型

（一）老年人健康档案的内容

老年人健康档案的内容主要包括个人基本信息、健康体检信息、健康管理记录和其他医疗卫生服务记录。

1．个人基本信息

个人基本信息包括人口学信息、社会经济学信息、亲属信息、社会保障信息、基本健康信息和建档信息，具体内容如下：

（1）人口学信息包括姓名、性别、出生日期、出生地、文化程度、婚姻状况等。

（2）社会经济学信息包括联系地址、联系方式、职业类别、工作单位等。

（3）亲属信息包括子女数、赡养人姓名等。

（4）社会保障信息包括医疗保险类别、医疗保险号码、残疾证号码等。

（5）基本健康信息包括血型、过敏史、预防接种史、疾病史、家族史、残疾情况等。

（6）建档信息包括建档日期、档案管理机构等。

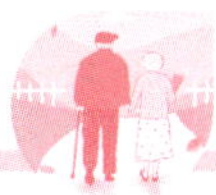

2．健康体检信息

健康体检信息是对老年人历次健康体检的记录，包括各项健康体检项目的检查时间与检查结果。

3．健康管理记录

健康管理记录包括健康管理人员为老年人提供的各项健康管理服务记录，如健康风险评估记录、健康危险因素干预记录、健康指导记录等。

4．其他医疗卫生服务记录

其他医疗卫生服务记录包括上述记录之外的其他接诊记录、转诊记录、会诊记录等。

（二）老年人健康档案的类型

根据载体形式的不同，老年人健康档案可分为纸质健康档案（见图 1-9）和电子健康档案。

1．纸质健康档案

纸质健康档案采用纸质媒介记录和保存老年人的健康信息，是一种传统的档案类型。纸质健康档案具有直观、易读的特点，方便健康管理人员查阅和记录。然而，纸质健康档案也存在一些缺点，如易损坏、占用空间较大、不易进行远程查阅和共享等。

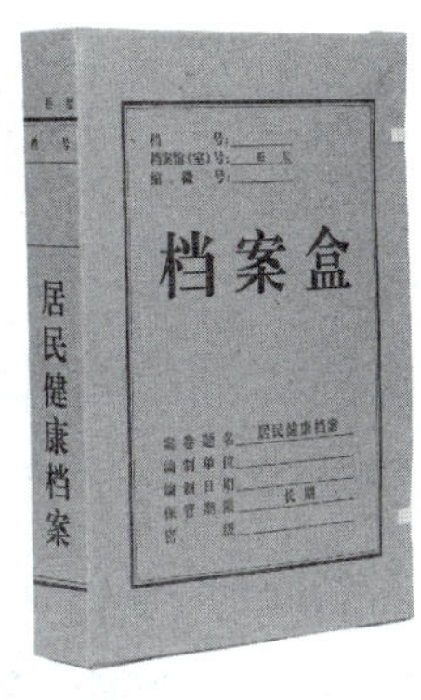

图 1-9　纸质健康档案

2．电子健康档案

电子健康档案采用电子媒介存储和管理老年人的健康信息，是随着信息技术的发展而产生的一种档案类型。电子健康档案具有诸多优点，如占地面积小、易于备份和恢复、方便远程查阅和共享等。然而，电子健康档案的使用也存在一些缺点，如信息泄露、信息系统不兼容等。

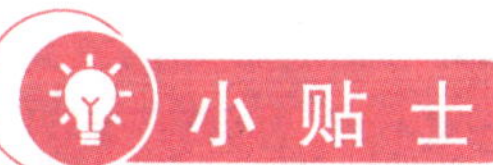

纸质健康档案与电子健康档案具有同等效力，遵循同一质控标准和管理规范，纸质健康档案应逐步过渡到电子健康档案。

二、建立老年人健康档案的基本要求

（一）真实性

健康档案应如实反映老年人的健康状况，健康管理人员应确保录入健康档案中的每一项信息都真实有效。此外，对于已经记录的信息，健康管理人员不可随意改动，以免老年人的健康信息出现错误。

（二）完整性

老年人健康档案应包含老年人各个方面的健康信息，这样有助于健康管理人员全面了解老年人的健康状况，为制订个性化的健康管理方案提供依据。

（三）连续性

老年人健康档案应记录老年人健康状况的连续变化，包括疾病的变化情况、治疗的效果等，以方便健康管理人员进行动态干预与指导。此外，健康管理人员应定期跟踪和评估老年人的健康状况，并及时更新健康档案的内容。

（四）规范性

健康管理人员在建立老年人健康档案时应遵循相关的规范，如档案的格式标准、内容要求、填写要求等，以提高档案的管理和利用效率。

三、老年人健康档案的建立方式

（一）老年人接受医疗卫生服务时建立

当老年人前往医疗卫生机构接受服务时，医疗卫生机构负责为其建立健康档案，并根据其主要健康问题和服务提供情况填写相应记录。同时，医疗卫生机构会为老年人发放居民健康档案信息卡或电子健康卡，作为调阅和更新档案的凭证。

（二）健康管理人员进行疾病筛查时建立

健康管理人员在进行疾病筛查（如定期的慢性病筛查等）时，也会为老年人建立健康档案。通过筛查，健康管理人员能够及时发现老年人的健康问题，并将这些信息记录在健康档案中。

（三）健康管理人员进行入户走访时建立

为了更全面、深入地了解老年人的健康状况，健康管理人员还可以进行入户走访，并为老年人建立健康档案。在走访过程中，健康管理人员可以详细询问老年人的健康信息，并将这些信息记录在老年人的健康档案中。

健康档案为老年人筑起健康防线

浙江省宁波市北仑区明月湖社区居住着 70 多位高龄老年人，其中还有一些空巢高龄老年人。由于子女不在身边，老年人的健康成了社区最关心的问题。为了守护社区老年人的健康，该社区的工作人员开启了为老年人建立健康档案的行动。

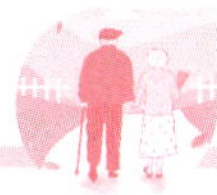

考虑到老年人出行不便，工作人员制订了线上线下并行的健康档案建立计划。工作人员通过打电话、发短信等方式联系老年人，详细询问其身体状况，并对社区高龄老年人进行上门慰问，同时整合社区优质医疗资源，为这些高龄老年人送上健康礼包。在上门慰问的过程中，工作人员拿出表格，仔细记录老年人的健康状况。有些老年人年纪较大，存在听力下降的问题，工作人员耐心地重复询问，直到得到准确答案。

该社区党总支书记表示："建立健康档案是为了未雨绸缪，希望能在关键时刻发挥重要的作用。"

（资料来源：《明月湖社区：上门完善高龄老人健康档案，社区送去暖心关怀》，宁波市北仑区人民政府官网，2022 年 8 月 5 日）

四、老年人健康档案的管理

在对老年人的健康档案进行管理时，健康管理人员应遵循以下原则：

电子档案管理体系——五法平衡主动健康管理体系

（1）安全存储。对于纸质健康档案，健康管理人员应将其存放在安全的地方，防止损坏或丢失；对于电子健康档案，健康管理人员应采取加密措施，确保信息安全，并定期进行备份，以防数据丢失。

（2）合理使用。健康管理人员在使用健康档案时，应遵守相关规定，在得到老年人或其家属的同意后方可使用，以尊重老年人的隐私。此外，健康管理人员在使用健康档案的过程中，不可随意修改健康信息，也不可破坏健康档案。

（3）定期评估。为确保老年人健康档案管理的质量和效果，健康管理人员应对健康档案管理工作进行定期评估，检查档案的规范性、档案的完整性、档案使用的合规性等，以发现档案管理中存在的问题和不足，不断提高档案管理水平。

任务实施

建立老年人健康档案

任务描述：

为了更好地掌握老年人的健康状况，某社区健康管理中心准备通过入户走访的方式为社区老年人建立健康档案。请以健康管理人员的身份为社区的老年人建立健康档案。

实施流程：

（1）2～3 名学生一组，结合前两个任务实施的结果，建立一份老年人健康档案（纸质健康档案或电子健康档案均可）。

（2）小组成员在课堂上展示自己的成果，主讲教师对小组成员的表现进行点评。

学习成果自测

1. 填空题

（1）老年人健康监测的内容包括________________和__________________。

（2）老年人健康信息管理包括对健康信息的___________、___________、___________和___________。

（3）基本体检项目包括_________________、_________________、_______________和________________。

（4）测量脉搏的部位一般为浅表、靠近骨骼的大动脉，临床上最常选择的诊脉部位为______________。

（5）根据载体形式的不同，老年人健康档案可分为_____________和______________。

2. 选择题

（1）下列属于对健康老年人的重点监测内容的是（　　）。

A．膳食情况、运动情况、病情、异常生理指标、心理状态

B．生命体征、病情、心理状态

C．膳食情况、运动情况、其他行为方式、异常生理指标、心理状态

D．起居安全、常规生理指标、心理状态

（2）下列老年人健康监测方案的实施顺序中，正确的是（　　）。

A．做好准备工作、进行监测、反馈监测结果、评估监测方案

B．做好准备工作、评估监测方案、进行监测、反馈监测结果

C．做好准备工作、反馈监测结果、进行监测、评估监测方案

D．做好准备工作、进行监测、评估监测方案、反馈监测结果

（3）下列属于实验室检查的是（　　）。

A．超声检查　　B．放射检查　　C．肝功能检查　　D．心电图检查

（4）采血笔的正确使用顺序为（　　）。

A．旋开笔帽—盖上笔帽—装入采血针—调节针尖穿刺深度—向后拉动笔栓

B．旋开笔帽—装入采血针—盖上笔帽—调节针尖穿刺深度—向后拉动笔栓

C．旋开笔帽—装入采血针—盖上笔帽—向后拉动笔栓—调节针尖穿刺深度

D．旋开笔帽—盖上笔帽—装入采血针—向后拉动笔栓—调节针尖穿刺深度

3. 简答题

（1）简述健康管理人员为存在健康危险因素的老年人制订健康监测方案时应选择的重点监测内容。

（2）简述健康管理人员为老年人测量血压的方法。

（3）简述健康管理人员在对老年人的健康档案进行管理时应遵循的原则。

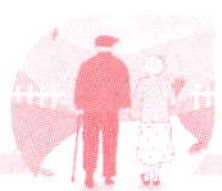

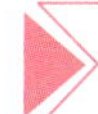

学习成果评价

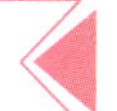

请进行学习成果评价，并将评价结果填入表 1-6 中。

表 1-6　学习成果评价表

<table>
<tr><td>班级</td><td></td><td>组号</td><td></td><td>日期</td><td></td></tr>
<tr><td>姓名</td><td></td><td>学号</td><td></td><td>主讲教师</td><td></td></tr>
<tr><td>项目名称</td><td colspan="5">老年人健康监测</td></tr>
<tr><td>评价项目</td><td colspan="3">评价内容</td><td>分值</td><td>评分</td></tr>
<tr><td rowspan="11">理论知识
60%</td><td colspan="3">老年人健康监测的内容和目的</td><td>5</td><td></td></tr>
<tr><td colspan="3">老年人健康信息采集的内容、原则和方法</td><td>5</td><td></td></tr>
<tr><td colspan="3">老年人健康信息的录入、整理、更新和利用</td><td>5</td><td></td></tr>
<tr><td colspan="3">老年人健康监测方案的制订和实施</td><td>6</td><td></td></tr>
<tr><td colspan="3">老年人健康体检项目的设置</td><td>6</td><td></td></tr>
<tr><td colspan="3">指导老年人健康体检的要点</td><td>5</td><td></td></tr>
<tr><td colspan="3">常见健康体检项目的测量方法</td><td>5</td><td></td></tr>
<tr><td colspan="3">老年人健康档案的内容和类型</td><td>6</td><td></td></tr>
<tr><td colspan="3">建立老年人健康档案的基本要求</td><td>6</td><td></td></tr>
<tr><td colspan="3">老年人健康档案的建立方式</td><td>6</td><td></td></tr>
<tr><td colspan="3">老年人健康档案的管理</td><td>5</td><td></td></tr>
<tr><td rowspan="2">实践技能
20%</td><td colspan="3">能够采集老年人的健康信息</td><td>10</td><td></td></tr>
<tr><td colspan="3">能够管理老年人的健康信息</td><td>10</td><td></td></tr>
<tr><td rowspan="4">综合素养
20%</td><td colspan="3">遵守课堂纪律，积极回答问题</td><td>5</td><td></td></tr>
<tr><td colspan="3">养成细致、专注、严谨的学习态度</td><td>5</td><td></td></tr>
<tr><td colspan="3">传承中华传统美德，践行尊老爱老理念</td><td>5</td><td></td></tr>
<tr><td colspan="3">深化对老年人健康管理的认识，致力于实践创新与行业发展</td><td>5</td><td></td></tr>
<tr><td colspan="4">合计</td><td>100</td><td></td></tr>
<tr><td>自我评价</td><td colspan="5"></td></tr>
<tr><td>教师评价</td><td colspan="5"></td></tr>
</table>

项目二
老年人健康风险评估

项目引言

随着年龄的增加，老年人的身体素质逐渐下降，再加上健康危险因素的影响，老年人面临着各种健康风险。对老年人进行健康风险评估，可以了解老年人的患病风险等级或患病概率，从而进行早期干预，以降低老年人的患病风险。本项目首先针对老年人健康风险评估的流程进行介绍，然后针对老年人患缺血性心血管疾病、糖尿病、营养不良的风险评估方法进行讲解。

知识目标

- 掌握老年人健康危险因素的特点和常见的老年人健康危险因素。
- 了解计算老年人健康风险的方法。
- 熟悉老年人健康风险评估报告的内容。
- 掌握老年人患缺血性心血管疾病、糖尿病、营养不良的风险评估方法。

素质目标

- 在进行健康风险评估工作时能够保持亲切的态度，并以通俗易懂的语言与老年人交流。
- 关注老年人健康风险评估领域的前沿动态，推动健康风险评估工作的不断创新和发展。

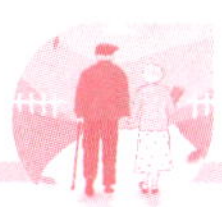

任务一　掌握老年人健康风险评估的流程

情景导入

为了响应国家号召，进一步加强老年人癌症防治工作，某市正式启动老年人癌症筛查（包含对肺癌、乳腺癌、结直肠癌、食管癌、胃癌、肝癌、宫颈癌、甲状腺癌和前列腺癌九大常见癌症的筛查）与早诊早治项目。该项目包含了对老年人进行健康风险评估、实施干预措施等。

为了更加方便、快捷地对老年人进行健康风险评估，该市上线了癌症风险自助评估小程序。老年人可以在小程序中填写相关信息，自行进行免费的癌症风险评估。若被评估为癌症高危对象，系统将指导其到定点医院开展进一步筛查。同时，定点医院还为老年人提供了一些免费检测项目，如幽门螺杆菌检测、粪便潜血检测等，健康管理人员也会对检测结果呈阳性的老年人进行随访。

思考：

健康管理人员应如何为老年人进行健康风险评估？

一、识别老年人健康危险因素

国家卫生健康委、教育部、科技部等部门于 2022 年 2 月联合印发的《“十四五”健康老龄化规划》中指出，我国老年人的健康状况不容乐观，78%以上的老年人患有慢性病。老年人患慢性病是多种健康危险因素共同作用的结果，这些健康危险因素与老年人的日常生活密切相关。识别老年人健康危险因素是进行健康风险评估的第一步，可以为健康风险评估的后续工作奠定基础。

（一）老年人健康危险因素的特点

1．具有长期性

老年人的健康危险因素往往是长期存在的，如长期饮食不均衡、长期缺乏运动、长期吸烟等。这些健康危险因素产生的负面影响在老年人的体内长期积累，逐渐加剧，最终可能导致各种慢性病的发生。

2．联合作用明显

若老年人的日常生活中存在多种健康危险因素，则它们之间会发生明显的联合作用，导致老年人患病的风险更高。例如，长期饮酒且长期吸烟的老年人患胃癌的概率远高于仅长期饮酒的老年人。

3．对应关系复杂

老年人的健康危险因素与慢性病之间通常是一因多果、多因一果或多因多果的关系，而非简单的一一对应的关系。例如，吸烟有可能导致肺癌、心血管疾病、骨质疏松症等多种慢性病的发生，肥胖、长期精神压力大、家族史等多种健康危险因素都有可能导致糖尿病的发生，吸烟、肥胖、患有高血压病等多种健康危险因素都有可能导致冠心病、脑卒中等多种心血管疾病的发生。

4．具有个体差异性

健康危险因素对老年人的健康影响具有明显的个体差异，即同样的健康危险因素对不同老年人的影响是不同的。这与老年人的个体特征有关，如遗传因素、年龄、身体素质、性格特征等。

5．广泛存在

健康危险因素广泛存在于老年人日常生活的方方面面，因此许多健康危险因素难以引起老年人的重视。健康管理人员需要加强健康指导工作，使老年人能够识别并重视自己日常生活中存在的健康危险因素。

（二）常见的老年人健康危险因素

常见的老年人健康危险因素包括不良饮食习惯、缺乏运动、精神压力大和其他健康危险因素。

1．不良饮食习惯

不良饮食习惯是人体发生疾病和死亡的主要因素，心血管疾病、糖尿病、胃癌等常见慢性病都与不良饮食习惯有关。老年人的不良饮食习惯主要有高盐饮食、高油饮食、高糖饮食等。

（1）高盐饮食

老年人过量摄入高盐食物会使血压升高，加速血管老化，增加患心血管疾病的风险；同时，过量摄入高盐食物会导致钙元素流失，降低骨密度和骨强度，增加骨折的风险；此外，过量摄入高盐食物还会刺激胃黏膜，增加老年人患胃炎的风险。

（2）高油饮食

老年人过量摄入高油食物会导致血液中的胆固醇和脂肪酸过多，从而造成动脉硬化，最终形成血栓，增加患心血管疾病的风险；此外，过量摄入高油食物容易增加脾胃负担，导致胃肠道积食、消化不良等症状的出现，甚至导致慢性胃炎或胃溃疡等疾病的发生。

（3）高糖饮食

老年人过量摄入高糖食物（见图 2-1）会导致血糖水平和胰岛素水平的剧烈波动，增加患心血管疾病的风险；同时，过量摄入高糖食物可能会诱发或加重炎症性疾病，如关节炎、炎症性肠病等；此外，长期摄入高糖食物会使老年人对糖分产生依赖，从而形成恶性循环。

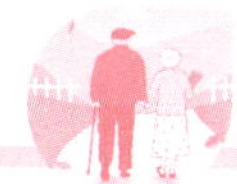

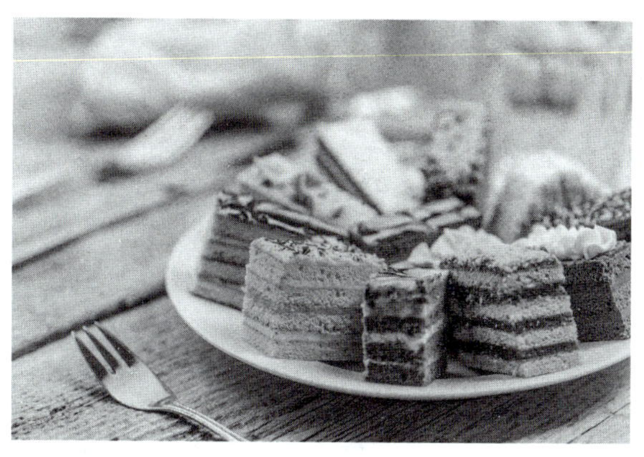

图 2-1　高糖食物

（4）其他不良饮食习惯

除了高盐、高油、高糖饮食外，部分老年人还存在喜食腌制食品或温度过高的食物，食用霉变、焦煳或过期的食物，暴饮暴食，进食时间不规律，不吃早餐等不良饮食习惯，导致患各种疾病的风险增加。

2．缺乏运动

随着年龄的增长，老年人生理功能逐渐衰退，运动能力减弱，导致其缺乏运动；同时，适老化运动场地、设施的缺乏也会导致老年人无法进行足够的运动；此外，部分老年人长期处于孤独、抑郁的情绪中，缺乏对运动的积极性。缺乏运动不仅会导致老年人出现肥胖、免疫力下降、心肺功能下降等问题，还会导致高血压病、高脂血症、骨质疏松症等疾病的发生。

3．精神压力大

老年人的精神压力可能来源于个人、家庭、社会等各个方面，如患重大疾病、子女离家、丧偶、社交活动减少等。老年人长期处于精神压力较大的状态下，可能会导致高血压病、脑卒中、阿尔茨海默病、偏头痛等疾病的发生。

老年人不良睡眠习惯对健康的危害

4．其他健康危险因素

其他健康危险因素包括吸烟、过量饮酒、不良卫生习惯、睡眠障碍等，这些健康危险因素都有可能导致老年人出现健康问题。

课堂互动

白爷爷今年 79 岁，退休多年，一直与老伴儿生活在一起。白爷爷平日里十分爱吃红烧肉，几乎每天都会食用；自从退休以后，他的大部分时间都用来坐在家里看电视或打麻将；此外，他还经常与老伴儿争吵，长期郁郁寡欢。

找出白爷爷日常生活中的健康危险因素，并分析这些健康危险因素会导致哪些后果。

二、计算健康风险

识别出老年人存在的健康危险因素后，健康管理人员可以使用评估量表（见图 2-2）、计算机软件等工具计算老年人的健康风险。

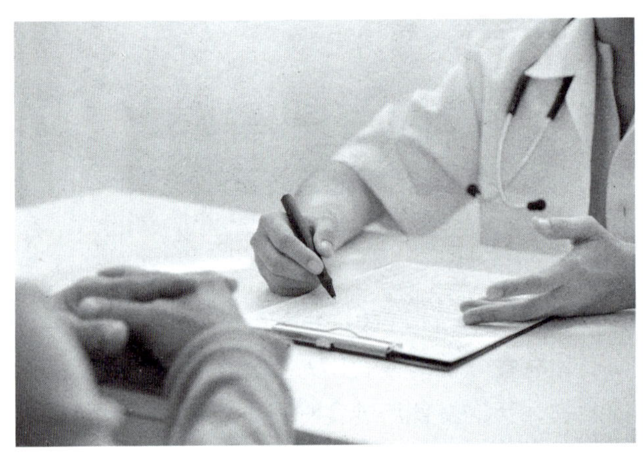

图 2-2　评估量表

评估量表的内容一般包括各种健康危险因素及其对应的分值，健康管理人员需要先根据老年人存在的健康危险因素计算出总得分，然后根据总得分找出对应的患病风险等级或患病概率。

除了评估量表以外，健康管理人员还可以使用计算机软件快捷、方便地计算老年人的健康风险。健康管理人员只需将老年人存在的健康危险因素填入对应的位置，计算机软件会自动计算出老年人的患病风险等级或患病概率。

三、生成健康风险评估报告

在计算出老年人的健康风险后，健康管理人员应将评估结果制作成健康风险评估报告。老年人的健康风险评估报告一般由个人健康信息汇总报告和患病风险评估报告组成。

（一）个人健康信息汇总报告

老年人的个人健康信息汇总报告的内容包括老年人的主要体检结果、疾病史、膳食情况、运动情况等信息，以及根据这些信息评估出的老年人的潜在患病风险。老年人的个人健康信息汇总报告示例如表 2-1 所示。

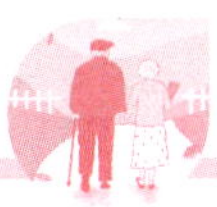

表 2-1　老年人的个人健康信息汇总报告示例

<table>
<tr><td colspan="2">姓名</td><td colspan="3">田××</td><td colspan="2">年龄</td><td colspan="4">75 岁</td></tr>
<tr><td colspan="2">性别</td><td colspan="3">男</td><td colspan="2">编号</td><td colspan="4">123456</td></tr>
<tr><td rowspan="4">主要体检结果</td><td rowspan="2">检查指标</td><td rowspan="2">身高（cm）</td><td rowspan="2">体重（kg）</td><td rowspan="2">BMI（kg/m^2）</td><td colspan="2">血压（mmHg）</td><td colspan="2" rowspan="2">脉搏（次/分钟）</td><td colspan="2" rowspan="2">空腹血糖（mmol/L）</td></tr>
<tr><td>收缩压</td><td>舒张压</td></tr>
<tr><td>检查结果</td><td>180</td><td>75</td><td>23.1</td><td>135</td><td>85</td><td colspan="2">86</td><td colspan="2">6.3</td></tr>
<tr><td>参考值</td><td>—</td><td>—</td><td>20～26.9</td><td><120</td><td><80</td><td colspan="2">60～100</td><td colspan="2"><7.0</td></tr>
<tr><td colspan="2">疾病史</td><td colspan="9">糖尿病、慢性支气管炎</td></tr>
<tr><td rowspan="3">膳食情况（过去一周）</td><td>食物类别</td><td>食盐</td><td>烹调油</td><td>添加糖</td><td>谷物</td><td>蔬菜</td><td>水果</td><td>畜禽肉</td><td>水产品</td><td>蛋类</td></tr>
<tr><td>摄入量（克/天）</td><td>11</td><td>45</td><td>30</td><td>230</td><td>250</td><td>250</td><td>35</td><td>60</td><td>65</td></tr>
<tr><td>参考值（克/天）</td><td><5</td><td>25～30</td><td><50</td><td>200～250</td><td>300～450</td><td>200～300</td><td colspan="3">40～50</td></tr>
<tr><td rowspan="2">运动情况（过去一周）</td><td>实际运动量</td><td colspan="9">进行了 120 分钟中等强度的有氧运动</td></tr>
<tr><td>建议运动量</td><td colspan="9">每周进行至少 150～300 分钟中等强度的有氧运动；或 75～150 分钟较高强度的有氧运动；或同等效果的其他强度的运动</td></tr>
<tr><td rowspan="4">其他生活方式</td><td>是否吸烟</td><td colspan="9">是</td></tr>
<tr><td>是否过量饮酒</td><td colspan="9">否</td></tr>
<tr><td>是否有不良卫生习惯</td><td colspan="9">否</td></tr>
<tr><td>是否有睡眠障碍</td><td colspan="9">有</td></tr>
<tr><td colspan="2">潜在患病风险</td><td colspan="9">根据初步评估，您有患肺癌、高血压病、骨质疏松症等疾病的风险</td></tr>
</table>

（二）患病风险评估报告

患病风险评估报告是针对某一潜在患病风险进行详细评估的报告，主要包括与疾病相关的健康危险因素状况、患病风险等级或患病概率、控制或消除健康危险因素的建议等。其中，患病风险等级一般可划分为极高风险、高风险、中等风险、低风险和极低风险；患病概率可根据老年人目前存在的健康危险因素通过相应的公式计算得出。此外，患病风险评估报告中还包括理想患病概率，即老年人控制或消除健康危险因素后的患病概率。老年人患肺癌风险评估报告示例如表 2-2 所示。

表 2-2　老年人患肺癌风险评估报告示例

<table>
<tr><td>姓名</td><td colspan="3">田××</td><td colspan="1">年龄</td><td colspan="2">75 岁</td></tr>
<tr><td>性别</td><td colspan="3">男</td><td colspan="1">编号</td><td colspan="2">123456</td></tr>
<tr><td rowspan="2">肺癌相关健康危险因素状况</td><td>吸烟年数（年）</td><td>吸烟支数（支/天）</td><td>咳嗽情况</td><td>患呼吸系统疾病情况</td><td>癌症史</td><td>患癌症的直系亲属的数量</td></tr>
<tr><td>35</td><td>20</td><td>经常咳嗽</td><td>患有慢性支气管炎</td><td>无</td><td>0</td></tr>
<tr><td>当前风险</td><td colspan="6">根据您提供的有关信息，我们对您患肺癌的风险进行了评估。您患肺癌的风险等级为极高风险，未来 10 年内患肺癌的概率为 9.8%</td></tr>
<tr><td>理想风险</td><td colspan="6">如果您控制或消除所有可改变的健康危险因素，您未来 10 年内患肺癌的概率可降至 5.4%</td></tr>
<tr><td>控制或消除健康危险因素的建议</td><td colspan="6">（1）戒烟
（2）接受治疗，控制慢性支气管炎症状</td></tr>
</table>

任务实施

制作与解读健康风险评估报告

任务描述：

某天，73 岁的郭奶奶来到社区健康管理中心接受健康风险评估。健康管理人员首先了解了郭奶奶存在的健康危险因素，然后对郭奶奶的患病风险进行了评估。

郭奶奶目前存在的健康危险因素有血压和胆固醇偏高、喜食油条和咸菜、每餐九分饱、新鲜蔬菜和水果的摄入量不足、每周的运动量不足等。经过初步评估，健康管理人员判断郭奶奶有患缺血性心血管疾病和胃癌的潜在风险。

针对郭奶奶患缺血性心血管疾病和胃癌的风险，健康管理人员进行了详细评估，以下是评估结果：

（1）患缺血性心血管疾病的风险等级为高风险，未来 10 年内患病概率为 12.8%。如果控制或消除所有可改变的健康危险因素，未来 10 年内患病概率可降至 5.4%。

（2）患胃癌的风险等级为高风险，未来 10 年内患病概率为 2.0%。如果控制或消除所有可改变的健康危险因素，未来 10 年内患病概率可降至 1.2%。

请为郭奶奶制作健康风险评估报告，并模拟健康管理人员向郭奶奶解读健康风险评估报告的场景。

实施流程：

（1）2～3 名学生一组，将郭奶奶的评估结果制作成健康风险评估报告。

（2）一名学生扮演郭奶奶，其他学生扮演健康管理人员，向郭奶奶解读健康风险评估报告，包括分析健康危险因素状况、解释患病风险等级和患病概率、提出控制或消除健康危险因素的建议等。

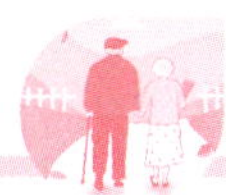

（3）小组成员在课堂上展示健康风险评估报告和模拟过程，主讲教师对小组成员的表现进行点评。

任务二　掌握老年人健康风险评估的应用

情景导入

某社区的魏爷爷是一位独居老年人。在前期的健康管理服务中，社区的健康管理人员判断魏爷爷有患缺血性心血管疾病的潜在风险。为了维护魏爷爷的健康，健康管理人员上门为其进行了患缺血性心血管疾病的风险评估。

在评估过程中，健康管理人员仔细地了解了魏爷爷的血压情况、BMI、吸烟情况等，并采用风险评估量表进行了评估。评估结果显示，魏爷爷在未来 10 年内患缺血性心血管疾病的概率为 16.8%。健康管理人员耐心地向魏爷爷解说了评估结果，并提出了控制或消除健康危险因素的建议。

在评估结束后，魏爷爷表示，他很感激健康管理人员提出的建议，并且会按照建议改善生活方式，以降低自己患病的风险。

思考：

健康管理人员应如何对老年人进行患缺血性心血管疾病的风险评估？

一、老年人患缺血性心血管疾病的风险评估

缺血性心血管疾病包括冠心病、缺血性脑卒中等，在老年人群中的发病率非常高，严重影响老年人的健康。患缺血性心血管疾病的概率与性别、年龄、血压值、BMI、总胆固醇等因素有显著关联。健康管理人员可使用老年人患缺血性心血管疾病风险评估量表评估老年人患缺血性心血管疾病的风险，如表 2-3 和表 2-4 所示。

表 2-3　老年人患缺血性心血管疾病风险评估量表（男性）

<table>
<tr><td rowspan="8">第一步：评分</td><td colspan="2">评估指标</td><td>分值</td><td>得分</td></tr>
<tr><td colspan="2">年龄</td><td>60～64 岁得分为 5 分，每增加 5 岁得分加 1 分</td><td></td></tr>
<tr><td rowspan="6">收缩压（mmHg）</td><td><120</td><td>−2</td><td rowspan="6"></td></tr>
<tr><td>120～129</td><td>0</td></tr>
<tr><td>130～139</td><td>1</td></tr>
<tr><td>140～159</td><td>2</td></tr>
<tr><td>160～179</td><td>5</td></tr>
<tr><td>≥180</td><td>8</td></tr>
</table>

续表

	评估指标		分值	得分
第一步：评分	BMI（kg/m²）	<24	0	
		24～27.9	1	
		≥28	2	
	总胆固醇（mg/dL）	<200	0	
		≥200	1	
	吸烟	否	0	
		是	2	
	患糖尿病	否	0	
		是	1	
第二步：计算总得分				
第三步：查询未来10年内患缺血性心血管疾病的概率	总得分	未来10年内患缺血性心血管疾病的概率（%）	总得分	未来10年内患缺血性心血管疾病的概率（%）
	3	1.1	11	12.8
	4	1.5	12	16.8
	5	2.1	13	21.7
	6	2.9	14	27.7
	7	3.9	15	35.3
	8	5.4	16	44.3
	9	7.3	≥17	≥52.6
	10	9.7		

表 2-4　老年人患缺血性心血管疾病风险评估量表（女性）

	评估指标		分值	得分
第一步：评分	年龄		60～64岁得分为5分，每增加5岁得分加1分	
	收缩压（mmHg）	<120	−2	
		120～129	0	
		130～139	1	
		140～159	2	
		160～179	3	
		≥180	4	
	BMI（kg/m²）	<24	0	
		24～27.9	1	
		≥28	2	

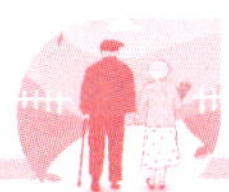

续表

<table>
<tr><td rowspan="7">第一步：评分</td><td colspan="2">评估指标</td><td>分值</td><td>得分</td></tr>
<tr><td rowspan="2">总胆固醇（mg/dL）</td><td><200</td><td>0</td><td rowspan="2"></td></tr>
<tr><td>≥200</td><td>1</td></tr>
<tr><td rowspan="2">吸烟</td><td>否</td><td>0</td><td rowspan="2"></td></tr>
<tr><td>是</td><td>1</td></tr>
<tr><td rowspan="2">患糖尿病</td><td>否</td><td>0</td><td rowspan="2"></td></tr>
<tr><td>是</td><td>2</td></tr>
<tr><td>第二步：计算总得分</td><td colspan="4"></td></tr>
<tr><td rowspan="7">第三步：查询未来10年内患缺血性心血管疾病的概率</td><td>总得分</td><td>未来10年内患缺血性心血管疾病的概率（%）</td><td>总得分</td><td>未来10年内患缺血性心血管疾病的概率（%）</td></tr>
<tr><td>3</td><td>0.5</td><td>9</td><td>7.3</td></tr>
<tr><td>4</td><td>1.5</td><td>10</td><td>9.7</td></tr>
<tr><td>5</td><td>2.1</td><td>11</td><td>12.8</td></tr>
<tr><td>6</td><td>2.9</td><td>12</td><td>16.8</td></tr>
<tr><td>7</td><td>3.9</td><td>≥13</td><td>≥21.7</td></tr>
<tr><td>8</td><td>5.4</td><td></td><td></td></tr>
</table>

以某位老年人为例，假设该老年人为男性，75 岁，收缩压为 150 mmHg，BMI 为 23.1 kg/m^2，总胆固醇为 210 mg/dL，吸烟，未患糖尿病。对该老年人患缺血性心血管疾病风险的评估步骤如下：

（1）评分：年龄指标得分为 8 分，收缩压指标得分为 2 分，BMI 指标得分为 0 分，总胆固醇指标得分为 1 分，吸烟指标得分为 2 分，患糖尿病指标得分为 0 分。

（2）计算总得分：8+2+0+1+2+0=13 分。

（3）查询未来 10 年内患缺血性心血管疾病的概率：该老年人未来 10 年内患缺血性心血管疾病的概率为 21.7%。

二、老年人患糖尿病的风险评估

糖尿病是一种常见的代谢性疾病，对老年人危害极大，会引发生殖系统疾病、高血压病、心脏病等并发症。因此，评估老年人患糖尿病的风险对改善老年人生活质量、降低老年人就医成本尤为重要。健康管理人员可使用老年人患糖尿病风险评估量表评估 75 岁以下老年人患糖尿病的风险，如表 2-5 所示。

老年人糖尿病风险评估的注意事项

表 2-5 老年人患糖尿病风险评估量表

<table>
<tr><th colspan="2">评估指标</th><th>分值</th><th colspan="2">评估指标</th><th>分值</th></tr>
<tr><td rowspan="2">性别</td><td>女性</td><td>0</td><td rowspan="13">腰围（cm）</td><td rowspan="2">＜75（男性）
＜70（女性）</td><td rowspan="2">0</td></tr>
<tr><td>男性</td><td>2</td></tr>
<tr><td rowspan="2">年龄（岁）</td><td>60～64</td><td>16</td><td rowspan="2">75～79.9（男性）
70～74.9（女性）</td><td rowspan="2">3</td></tr>
<tr><td>65～74</td><td>18</td></tr>
<tr><td rowspan="7">收缩压（mmHg）</td><td>＜110</td><td>0</td><td rowspan="2">80～84.9（男性）
75～79.9（女性）</td><td rowspan="2">5</td></tr>
<tr><td>110～119</td><td>1</td></tr>
<tr><td>120～129</td><td>3</td><td rowspan="2">85～89.9（男性）
80～84.9（女性）</td><td rowspan="2">7</td></tr>
<tr><td>130～139</td><td>6</td></tr>
<tr><td>140～149</td><td>7</td><td rowspan="2">90～94.9（男性）
85～89.9（女性）</td><td rowspan="2">8</td></tr>
<tr><td>150～159</td><td>8</td></tr>
<tr><td>≥160</td><td>10</td><td rowspan="3">≥95（男性）
≥90（女性）</td><td rowspan="3">10</td></tr>
<tr><td rowspan="4">BMI（kg/m^2）</td><td>＜22</td><td>0</td></tr>
<tr><td>22～23.9</td><td>1</td></tr>
<tr><td>24～29.9</td><td>3</td><td rowspan="2">糖尿病家族史</td><td>无</td><td>0</td></tr>
<tr><td>≥30</td><td>5</td><td>有</td><td>6</td></tr>
<tr><td colspan="6">总得分：________
若总得分为 24 分以上，则该老年人患糖尿病的风险等级为高风险，应进行空腹血糖检测与口服葡萄糖耐量试验</td></tr>
</table>

课堂互动

杜奶奶今年 70 岁，日常测量的收缩压约为 135 mmHg，BMI 为 23.5 kg/m^2，腰围为 76 cm，没有糖尿病家族史。

根据表 2-5 评估杜奶奶患糖尿病的风险是否为高风险。

三、老年人患营养不良的风险评估

营养不良是一种常见的老年综合征，是由人体的营养素摄入不足、过量或不平衡引起的。营养不良不仅会导致老年人出现心肌损伤、肾脏功能下降、呼吸功能下降等健康问题，还会降低老年人的免疫力，延长老年人其他疾病痊愈的时间。容易导致老年人患营养不良的因素包括年龄、患病情况、膳食情况等内部因素，以及生活环境、生活方式、经济状况等外部因素。健康管理人员可使用老年人患营养不良风险评估量表评估老年人患营养不良的风险，如表 2-6 所示。

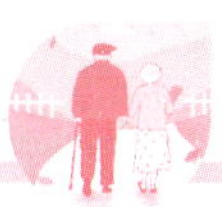

表 2-6　老年人患营养不良风险评估量表

<table>
<tr><td colspan="5">初筛</td></tr>
<tr><td rowspan="2">评估指标</td><td colspan="4">评分标准</td></tr>
<tr><td>0 分</td><td>1 分</td><td>2 分</td><td>3 分</td></tr>
<tr><td>BMI（kg/m²）</td><td>＜19
或
＞28</td><td>19～20.9
或
26.1～28</td><td>21～22.9
或
24.1～26</td><td>23～24</td></tr>
<tr><td>近三个月减少或增加的体重数（kg）</td><td>＞3</td><td>不知道</td><td>1～3</td><td>0～1</td></tr>
<tr><td>活动能力</td><td>卧床</td><td>需要依赖工具活动</td><td>能独立进行户外活动</td><td>—</td></tr>
<tr><td>牙齿状况</td><td>全口缺牙
或半口缺牙</td><td>用义齿</td><td>正常</td><td>—</td></tr>
<tr><td>认知障碍程度
和抑郁情况</td><td>严重认知障碍
或抑郁</td><td>轻度认知障碍
或抑郁</td><td>无认知障碍
或抑郁</td><td>—</td></tr>
<tr><td>近三个月饮食量变化情况</td><td>严重增加或减少</td><td>轻度增加或减少</td><td>无变化</td><td>—</td></tr>
<tr><td colspan="5">初筛得分：________
若初筛得分为 12 分及以上，则该老年人无患营养不良的风险，无须进行复筛；若初筛得分为 12 分以下，则该老年人有患营养不良的风险，应进行复筛</td></tr>
<tr><td colspan="5">复筛</td></tr>
<tr><td rowspan="2">评估指标</td><td colspan="4">评分标准</td></tr>
<tr><td>0 分</td><td>0.5 分</td><td>1 分</td><td>2 分</td></tr>
<tr><td>年龄（岁）</td><td>＜70</td><td>—</td><td>≥70</td><td>—</td></tr>
<tr><td>患慢性病的数量（种）</td><td>＞3</td><td>—</td><td>≤3</td><td>—</td></tr>
<tr><td>服药时间在一个月以上的药物种类（种）</td><td>＞3</td><td>—</td><td>≤3</td><td>—</td></tr>
<tr><td>是否独居</td><td>是</td><td>—</td><td>否</td><td>—</td></tr>
<tr><td>每天睡眠时间（小时）</td><td>＜5</td><td>—</td><td>≥5</td><td>—</td></tr>
<tr><td>每天户外独立活动时间（小时）</td><td>＜1</td><td>—</td><td>≥1</td><td>—</td></tr>
<tr><td>文化程度</td><td>中学以下</td><td>—</td><td>中学及以上</td><td>—</td></tr>
<tr><td>自我感觉经济状况</td><td>差</td><td>一般</td><td>良好</td><td>—</td></tr>
<tr><td>进食能力</td><td>依靠他人</td><td>—</td><td>自行进食
稍有困难</td><td>可以自行进食</td></tr>
<tr><td>每天用餐次数（次）</td><td>1</td><td>—</td><td>2</td><td>≥3</td></tr>
<tr><td>每天摄入奶类、豆类、水产品、畜禽肉、蛋类等食物的种类数（种）</td><td>0～1</td><td>2</td><td>≥3</td><td>—</td></tr>
<tr><td>每天摄入烹调油量（g）</td><td>＞25</td><td>—</td><td>≤25</td><td>—</td></tr>
</table>

续表

复筛					
评估指标		评分标准			
		0 分	0.5 分	1 分	2 分
每天食用蔬菜与水果量（g）		＜500	—	≥500	—
小腿围（cm）		＜31	—	≥31	—
腰围（cm）	男性	＞90	—	≤90	—
	女性	＞80	—	≤80	—
复筛得分：_______ 总得分（初筛得分+复筛得分）：_______ 若总得分为 23 分以上，则该老年人营养状况良好；若总得分为 18～23 分，则该老年人有患营养不良的风险；若总得分为 18 分以下，则该老年人已患营养不良。若总得分为 24 分以下，且 BMI 大于等于 24 kg/m² （或男性腰围大于等于 90 cm，女性腰围大于等于 80 cm），则该老年人有患肥胖/超重型营养不良的风险或已患肥胖/超重型营养不良					

小贴士

健康管理人员为老年人进行健康风险评估时，有以下注意事项：

（1）确保评估环境舒适、安静，以减轻老年人的紧张感。同时，注意保护老年人的隐私，避免在公共场合或他人面前询问敏感信息。

（2）对于有视力、听力或运动障碍的老年人，健康管理人员应提供辅助设备，以确保评估结果的准确性。

（3）要尽量避免主观臆断，以客观的态度进行评估。

任务实施

评估老年人健康风险

任务描述：

为了评估社区内的老年人有无患病风险，某社区健康管理中心开展了老年人健康风险评估活动。69 岁的吴奶奶响应社区的号召来到健康管理中心，健康管理人员热情地为吴奶奶进行了健康风险评估。经过初步评估，健康管理人员判断吴奶奶有患营养不良的潜在风险。请模拟健康管理人员为吴奶奶进行患营养不良的风险评估的场景。

实施流程：

（1）2～3 名学生一组，一名学生扮演吴奶奶，其他学生扮演健康管理人员，为吴奶奶

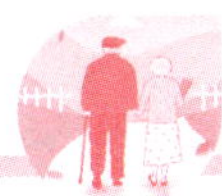

进行患营养不良的风险评估（学生可自由设定吴奶奶的身体状况）。

（2）小组成员在课堂上展示模拟过程，主讲教师对小组成员的表现进行点评。

学习成果自测

1. 填空题

（1）常见的老年人健康危险因素包括__________________、__________________、________________和其他健康危险因素。

（2）识别出老年人存在的健康危险因素后，健康管理人员可以使用________________、________________等工具计算老年人的健康风险。

（3）老年人的健康风险评估报告一般由________________和________________组成。

2. 选择题

（1）下列选项中属于老年人健康危险因素的特点的是（　　）。

A．具有个体差异性　　B．具有短期性

C．对应关系简单　　D．小范围存在

（2）下列关于常见的老年人健康危险因素的说法，正确的是（　　）。

A．过量摄入高油食物会导致钙元素流失，降低骨密度和骨强度，增加骨折的风险

B．老年人的精神压力仅来自家庭

C．老年人的不良饮食习惯主要有高盐饮食、高油饮食、高糖饮食等

D．喜食腌制食品或温度过高的食物不会增加老年人患各种疾病的风险

（3）下列关于健康管理人员计算老年人健康风险的说法，正确的是（　　）。

A．计算健康风险是进行健康风险评估的第一步

B．评估量表的内容一般包括各种健康危险因素及其对应的分值

C．使用评估量表时，应先找出对应的患病风险等级或患病概率，然后根据老年人存在的健康危险因素计算出总得分

D．计算机软件一般不会自动计算出老年人的患病风险等级或患病概率

3. 简答题

（1）解释老年人健康危险因素特点中的“联合作用明显”。

（2）简述缺乏运动对老年人健康的危害。

学习成果评价

请进行学习成果评价，并将评价结果填入表 2-7 中。

表 2-7　学习成果评价表

<table>
<tr><td>班级</td><td></td><td>组号</td><td></td><td>日期</td><td></td></tr>
<tr><td>姓名</td><td></td><td>学号</td><td></td><td>主讲教师</td><td></td></tr>
<tr><td>项目名称</td><td colspan="5">老年人健康风险评估</td></tr>
<tr><td>评价项目</td><td colspan="3">评价内容</td><td>分值</td><td>评分</td></tr>
<tr><td rowspan="6">理论知识
40%</td><td colspan="3">识别老年人健康危险因素</td><td>6</td><td></td></tr>
<tr><td colspan="3">计算健康风险</td><td>6</td><td></td></tr>
<tr><td colspan="3">生成健康风险评估报告</td><td>7</td><td></td></tr>
<tr><td colspan="3">老年人患缺血性心血管疾病的风险评估</td><td>7</td><td></td></tr>
<tr><td colspan="3">老年人患糖尿病的风险评估</td><td>7</td><td></td></tr>
<tr><td colspan="3">老年人患营养不良的风险评估</td><td>7</td><td></td></tr>
<tr><td rowspan="3">实践技能
40%</td><td colspan="3">能够对老年人患缺血性心血管疾病的风险进行评估</td><td>15</td><td></td></tr>
<tr><td colspan="3">能够对老年人患糖尿病的风险进行评估</td><td>12</td><td></td></tr>
<tr><td colspan="3">能够对老年人患营养不良的风险进行评估</td><td>13</td><td></td></tr>
<tr><td rowspan="4">综合素养
20%</td><td colspan="3">遵守课堂纪律，积极回答问题</td><td>5</td><td></td></tr>
<tr><td colspan="3">养成细致、专注、严谨的学习态度</td><td>5</td><td></td></tr>
<tr><td colspan="3">传承中华传统美德，践行尊老爱老理念</td><td>5</td><td></td></tr>
<tr><td colspan="3">深化对老年人健康管理的认识，致力于实践创新与行业发展</td><td>5</td><td></td></tr>
<tr><td colspan="4">合计</td><td>100</td><td></td></tr>
<tr><td>自我评价</td><td colspan="5"></td></tr>
<tr><td>教师评价</td><td colspan="5"></td></tr>
</table>

项目三
老年人健康危险因素干预

项目引言

老年人的日常生活中存在着较多健康危险因素，时时刻刻威胁着老年人的健康，因此，健康管理人员需要采取一系列干预措施，帮助老年人养成健康的生活习惯，以预防疾病、促进健康。本项目主要介绍老年人健康危险因素干预的流程和膳食干预、运动干预、心理干预及其他行为方式干预的方法。

知识目标

- 了解老年人健康危险因素干预的流程。
- 熟悉老年人膳食干预的方法。
- 熟悉老年人运动干预的方法。
- 熟悉老年人心理干预的方法。
- 熟悉老年人吸烟干预、饮酒干预、卫生习惯干预、睡眠干预的方法。

素质目标

- 具备责任心，重视老年人的健康需求，始终将老年人的健康放在首位。
- 在健康危险因素干预的过程中体现对老年人的关爱和耐心，并积极倾听他们的反馈。

任务一 了解老年人健康危险因素干预的流程

情景导入

某养老院的健康管理人员在前期健康管理的流程中了解到，该养老院内的老年人平日里运动量很少，大部分老年人每周进行中等强度有氧运动的时间不到一个小时。养老院内的吴奶奶表示：“养老院里有一些健身器材，但很多我都不会用，所以平日里使用健身器材的时间很少。”养老院内的张爷爷表示：“我平日里几乎不怎么出门，也不知道能做哪些运动。”

针对养老院内老年人缺乏运动的现象，健康管理人员制订了详细的干预方案，包括干预目标、干预策略（如教老年人正确使用健身器材、开展讲座告知老年人缺乏运动的危害、为老年人制订个性化的运动方案等）、人员和分工、时间安排等，并按照干预方案实施。

在干预方案实施半年后，养老院内有三分之一缺乏运动的老年人每周进行中等强度有氧运动的时间有所增加。在接下来的时间里，健康管理人员将继续实施干预方案，持续改善养老院内老年人缺乏运动的现象。

思考：

老年人健康危险因素干预的流程是什么？

健康危险因素干预是指应用预防医学、心理学、营养学等学科的理论知识帮助管理对象采取行动，以控制或消除健康危险因素的过程。完整的健康危险因素干预流程包括干预方案设计、干预方案实施、干预评价三个阶段。

一、干预方案设计

（一）明确干预目的

健康管理人员在设计干预方案时，需要先了解管理对象存在的主要健康危险因素，然后将控制或消除该健康危险因素作为本次干预的目的。

例如，某社区有 60 位老年人，调查发现，该社区患高血压病的老年人较多。经过走访得知，该社区老年人口味比较相似，接近三分之二的老年人在烹饪时放入的盐和油较多。因此，健康管理人员可将改善该社区老年人高盐、高油饮食习惯作为本次干预的目的。

（二）确定干预目标

干预目标是指在实施健康干预方案后应得到的结果，即在一定的时间范围内管理对象健康危险因素控制或消除的程度。

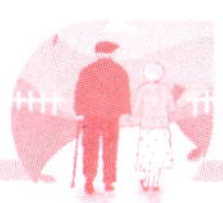

接上述案例，健康管理人员可确定以下干预目标：在未来一年内，通过采用健康教育、定期随访等方式，使该社区中60%存在高盐、高油饮食习惯的老年人的盐和油摄入量减少至合理水平。

（三）制订干预策略

在确定干预目标后，健康管理人员需制订具体的干预策略，有针对性地指导老年人改善生活方式，以实现干预目标。在此过程中，健康管理人员应考虑如何调动老年人的积极性，让他们愿意参与。

接上述案例，健康管理人员可采取以下干预策略：开展健康讲座（见图3-1），为老年人介绍高盐、高油饮食的危害；为老年人发放宣传资料，宣传低盐、低油饮食的益处；为老年人发放定量盐勺、控油壶等可控制盐、油放入量的工具；入户走访，了解老年人烹调时盐和油放入量的改善情况和血压水平等。

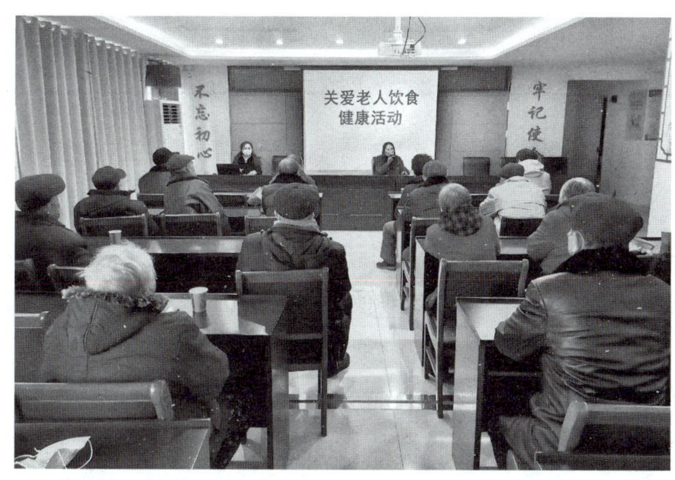

图3-1　开展健康讲座

（四）制订执行方案

健康管理人员在制订干预策略后，还应制订相应的执行方案，内容包括时间安排、干预策略、人员和分工、场地和物品、所需经费等。

接上述案例，健康管理人员可制订如表3-1所示的执行方案。

表3-1　执行方案示例

时间安排	干预策略	人员和分工	场地和物品	所需经费
2025年1月、5月	开展健康讲座	（1）组织人员：负责前期宣传、场地布置等工作 （2）医生或营养师：担任主讲人、确定讲座内容等 （3）志愿者：负责维持现场秩序、为老年人发放小礼品等	场地：社区老年人活动中心 物品：多媒体设备、桌子、椅子、小礼品等	主讲人讲课费用等

续表

时间安排	干预策略	人员和分工	场地和物品	所需经费
2025 年 2 月、7 月	发放宣传资料	（1）撰写人员：负责宣传资料的撰写工作 （2）印制人员：负责宣传资料的印制工作 （3）发放人员：负责宣传资料的发放工作	场地：社区公众场所 物品：宣传资料、小礼品等	宣传资料印制费用等
2025 年 3 月、8 月	发放定量盐勺、控油壶等	（1）采购人员：负责采购一定数量的定量盐勺和控油壶 （2）发放人员：负责将定量盐勺和控油壶发放给老年人	场地：社区公共场所 物品：桌子、定量盐勺、控油壶等	物品采购费用等
2025 年 6 月、12 月	入户走访	（1）血压检测人员：负责携带血压计，并为老年人测量血压 （2）记录人员：负责记录老年人的血压水平、烹调时盐和油放入量的改善情况等	场地：老年人住所 物品：血压计、笔、记录表等	参与人员的交通费用等

二、干预方案实施

干预方案实施是将设计好的干预方案付诸行动的过程。在这一阶段，健康管理人员应确保干预活动顺利进行，并取得预期效果。干预方案实施主要包括做好准备工作和开展干预活动两个阶段。

（一）做好准备工作

1．培训相关人员

培训相关人员的目的是使相关人员全面了解实施干预方案的目的和意义，掌握实施方案的方法和要求，提高工作水平。培训的内容一般包括老年人健康危险因素干预相关知识、实施干预方案的注意事项、突发情况应对措施等。

2．准备场地和物品

健康管理人员应根据干预方案提前做好场地布置、座位安排、清洁消毒等场地准备工作。同时，健康管理人员还应准备好相应的材料和设备，如宣传资料、医疗设备等，并仔细检查所有的材料和设备，确保其可以满足干预活动的需求。

3．与老年人沟通

健康管理人员在开展每一项干预活动前，都应与老年人进行充分沟通，以更好地取得老年人的配合，为后续开展干预活动打下良好基础。沟通的内容包括向老年人介绍干预活动的目的、意义和内容，告知老年人干预活动的时间、地点，解答老年人关于干预活动的疑问，等等。

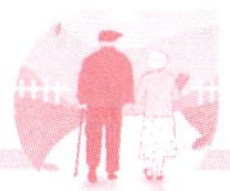

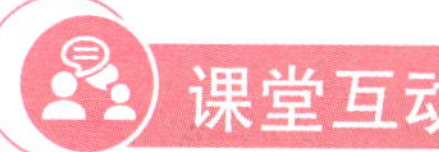

某养老院有二分之一的老年人存在睡眠障碍。为了帮助老年人改善睡眠质量，健康管理人员计划开展一场名为“舒睡计划——关爱老年人，从良好睡眠开始”的干预活动。在实施该活动之前，健康管理人员来到养老院进行宣传，以使老年人积极参与到活动中。

讨论：健康管理人员应如何进行宣传？

（二）开展干预活动

在做好准备工作后，健康管理人员应按照干预方案的具体内容和要求开展干预活动。在此过程中，健康管理人员应注意以下事项：

（1）注重活动的趣味性和互动性，让老年人在轻松愉快的氛围中学习健康知识。

（2）设置反馈环节，鼓励老年人积极表达自己的想法和感受，并根据老年人的建议及时调整活动内容和方式，以满足他们的需求。

（3）加强与其他机构（如医疗机构、养老机构等）的合作与交流，共享资源与经验，以促进干预活动的顺利进行。

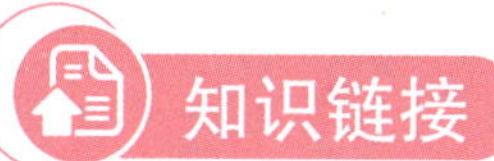

老年人健康危险因素干预的模式

老年人健康危险因素干预的模式包括契约式、自我管理式、家庭管理式和社区综合管理式。

1. 契约式

契约式是指以签订契约（见图 3-2）的形式明确健康管理人员与老年人之间的责任和义务的模式。每个签约的老年人都有固定的健康管理人员，健康管理人员为老年人制订个性化的健康危险因素干预方案，并定期走访。

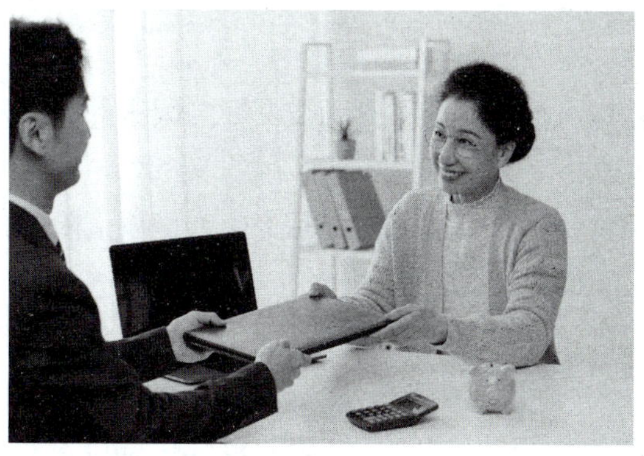

图 3-2　签订契约

2. 自我管理式

自我管理式是指健康管理人员向老年人普及进行健康危险因素干预所需的知识、技能等，老年人依靠自己改善生活方式的模式。该模式可以提高老年人进行自我健康管理的能力。

3. 家庭管理式

家庭管理式是指由健康管理人员对老年人及其家属进行健康教育的模式。该模式可以通过借助其他家庭成员的监督，逐渐提高老年人的依从性，从而达到改善老年人生活方式的目的。

4. 社区综合管理式

社区综合管理式是指健康管理人员组织社区老年人参与一系列干预活动（如讲座、咨询活动等）的模式。该模式有助于提高社区老年人整体的健康水平。

三、干预评价

干预评价贯穿整个干预过程，是健康危险因素干预中不可或缺的组成部分。干预评价主要包括过程评价和效果评价。

（一）过程评价

过程评价用于评价干预方案中活动实施的情况，可以使健康管理人员了解干预方案的实施进展，从而促进干预目标的实现。在对社区的多个老年人进行干预时，常用到以下评价指标：

（1）干预活动执行率=（某时段已执行的干预活动数量）÷（某时段应执行的干预活动数量）×100%。

（2）干预活动覆盖率=（参与某种干预活动的人数）÷（目标人群总人数）×100%。

（3）干预活动有效指数=（干预活动实际覆盖率）÷（干预活动预期覆盖率）×100%。

（4）目标人群满意度：目标人群对干预活动内容、形式的满意度等。

（二）效果评价

效果评价用于评价目标人群健康相关行为及其影响因素的变化情况，可分为个体干预效果评价和群体干预效果评价。

（1）个体干预效果评价：评价指标主要包括老年人健康危险因素控制或消除的情况、自我监测技能掌握情况、疾病控制情况等。

（2）群体干预效果评价：评价指标主要包括老年群体对疾病防治知识的知晓率、控制或消除健康危险因素的老年人的比例等。

①老年群体对疾病防治知识的知晓率=（老年群体中知晓某种疾病防治知识的人数）÷（被调查的老年人总数）×100%。

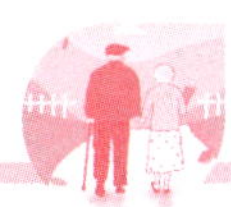

②控制或消除健康危险因素的老年人的比例=（某时段内老年群体中控制或消除某种健康危险因素的人数）÷（该时段开始时老年群体中存在该种健康危险因素的总人数）×100%。

任务实施

设计老年人健康危险因素干预方案

任务描述：

张爷爷今年 69 岁，健康体检结果显示血脂偏高（总胆固醇为 230 mg/dL）。健康管理人员在了解张爷爷的生活方式后得知，张爷爷非常喜爱吃脂肪含量较高的食物，且不爱运动。为了避免长期高血脂对身体健康产生影响，健康管理人员准备为张爷爷设计一份个性化的健康危险因素干预方案。请模拟健康管理人员设计健康危险因素干预方案。

实施流程：

（1）2～3 名学生一组，根据张爷爷的情况，为其设计一份个性化的健康危险因素干预方案，并将相应的内容填入表 3-2 中。

表 3-2　张爷爷的健康危险因素干预方案

干预目的	
干预目标	
干预策略	
执行方案	

（2）小组成员在课堂上展示自己的成果，主讲教师对小组成员的表现进行点评。

任务二 老年人膳食干预

情景导入

69岁的杨奶奶是一名退休工人，长期独居。社区的健康管理人员在前期的健康监测和健康风险评估环节了解到杨奶奶存在一些不良的饮食习惯，如饮食中缺乏蛋白质、主食摄入过多、饮食不规律等。杨奶奶表示，自己经常一个人吃饭，便不想在饮食上花费太多精力，且有时候也不知道应该怎么搭配食物才能更营养。

针对杨奶奶的饮食情况，健康管理人员为杨奶奶讲解了均衡膳食的相关知识，同时根据杨奶奶的喜好为其编制了个性化的营养食谱。此外，健康管理人员还建议杨奶奶前往社区的老年人食堂就餐，并告知杨奶奶，在老年人食堂不仅可以享用到美食，还可以与其他老年人共同进餐，互相交流。

一段时间后，杨奶奶的饮食习惯有了很大的改善，她也经常与社区内的其他老年人一起分享饮食心得。

思考：

健康管理人员应如何对老年人进行膳食干预？

膳食是人体维持机能的重要因素，合理的膳食是身体健康的保障。老年人膳食干预是指通过调整老年人的饮食习惯，改善他们的营养状况，预防和控制疾病。

一、低龄和中龄老年人膳食干预

低龄和中龄老年人是指60～79岁的老年人，该年龄阶段的老年人身心功能会出现不同程度的衰退，如咀嚼和消化能力下降，嗅觉、味觉反应变缓等。这些变化会影响老年人摄取、消化食物和吸收营养物质的能力，增加老年人患营养不良的风险，减弱其抵抗疾病的能力。健康管理人员可从以下方面对低龄和中龄老年人进行膳食干预。

（一）注重食物多样化

老年人对能量的需求随着年龄的增加而减少，但对大多数营养素的需求并没有减少，尤其对某些重要营养素（如蛋白质、钙元素等）的需求反而是增加的。然而，大多数老年人会出现缺乏食欲的现象，且对食物的偏好较为固定。因此，健康管理人员应让老年人意识到食物多样化的重要性，并促使其逐步改善饮食结构单一的现象。具体方法如下：

（1）主食多样化。除了常见的大米、馒头等主食外，健康管理人员还应建议老年人多食用小米、玉米、荞麦、燕麦（见图3-3）、薏米等杂粮。

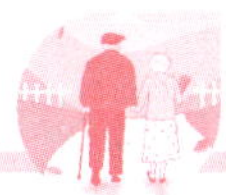

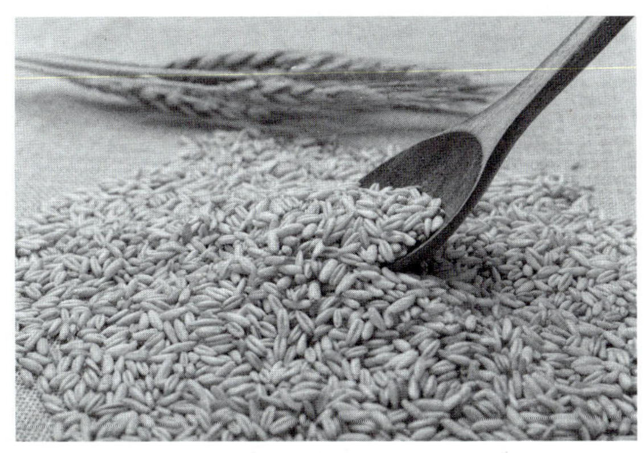

图 3-3 燕麦

（2）蔬菜多样化。由于不同品种的蔬菜所含的营养成分差异较大，因此，健康管理人员应建议老年人尽可能食用多种蔬菜，尤其是深色叶菜，如油菜、菠菜、紫甘蓝等。此外，健康管理人员还可以为老年人提供一些蔬菜搭配的方法，如在炒土豆丝时搭配一些青椒丝（或红椒丝），在炒胡萝卜丝时搭配一些木耳，等等。这样不仅能够使老年人摄入多种蔬菜，还能增进老年人的食欲。

（3）水果多样化。健康管理人员应建议老年人尽可能食用多种水果（每日 200～300 g），如猕猴桃、苹果、梨、桃、草莓、橘子等。此外，由于水果中果胶、果糖、果酸等物质的含量比蔬菜丰富，所以不应建议老年人用蔬菜代替水果。

（4）动物性食物多样化。动物性食物包括水产品（如鱼肉、虾肉等）、畜禽肉（如猪肉、牛肉、羊肉、鸡肉、鸭肉等）、蛋类等，健康管理人员应建议老年人尽可能食用多种动物性食物，摄入总量应达到每日 120～150 g（其中水产品 40～50 g，畜禽肉 40～50 g，蛋类 40～50 g）。此外，健康管理人员还可以为老年人提供一些动物性食物和蔬菜搭配的方法，如将猪肉和蒜苗一起炒制，将鸡蛋和菠菜一起炒制，等等。

（5）奶类和大豆类食物多样化。奶类（如牛奶、羊奶及各种奶制品等）和大豆类食物（如黄豆、青豆、黑豆及各种大豆制品等）富含蛋白质，健康管理人员应建议老年人尽可能食用多种奶类和大豆类食物。可推荐老年人每日摄入 300～400 mL 液态奶或蛋白质含量相当的奶制品，同时每日摄入 15 g 大豆或蛋白质含量相当的大豆制品。

小贴士

健康管理人员应注意，除了提醒老年人注重食物多样化，还应提醒其注重食物的新鲜度。新鲜的食物不仅吃起来口感更佳，还能更好地保留其原有的营养价值。

（二）与他人共同进食

与他人共同进食有助于老年人保持积极、乐观的情绪。健康管理人员可鼓励老年人与家属一起在家中进食，这样不仅可以增进老年人的食欲，还可以使老年人感受到来自家属的关心和支持。此外，健康管理人员还可以建议老年人前往老年人食堂就餐，让老年人在轻松、愉快的氛围中享受营养均衡的餐食。

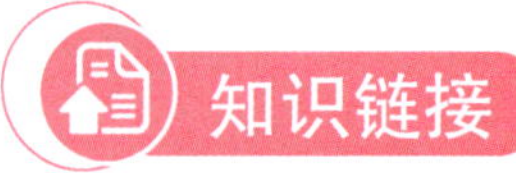

老年人食堂

老年人食堂是为老年人开设的食堂，通过提供营养均衡的餐食，满足老年人对多样化食物的需求。开设老年人食堂是增进老年人福祉的重要举措。老年人食堂的主要优点有食材搭配合理、餐食价格亲民、用餐便利、具有社交功能等。

1. 食材搭配合理

老年人食堂的工作人员会根据老年人的营养需求合理搭配食材，确保老年人能够摄入足够的营养。

2. 餐食价格亲民

老年人食堂的餐食价格通常较为亲民，老年人可以通过办卡享受就餐折扣。此外，一些地区还会为老年人提供就餐补贴。

3. 用餐便利

老年人食堂通常设立在老年人居住较为集中的社区内，以使老年人能够近距离用餐。此外，老年人食堂还提供打包、送餐等服务，为行动不便的老年人解决用餐困难的问题。

4. 具有社交功能

老年人食堂不仅是一个用餐场所，更是一个社交平台。在这里，老年人可以结识新朋友，交流生活心得，减轻孤独感。

（三）定期测评干预效果

健康管理人员应鼓励老年人关注自己的膳食情况，定期测评膳食干预的效果。例如，建议老年人定期称量体重，判断体重是否在短期内波动较大，若是，则应及时查找原因并进行调整。

二、高龄老年人膳食干预

高龄老年人是指 80 岁及以上的老年人。高龄老年人身体功能衰退程度较为显著，常患多种慢性病，生活自理能力显著下降，营养不良发生率较高，需要格外注意饮食健康。

（一）注重食物多样化

高龄老年人若营养摄入不足，则无法维持正常的生理功能，会增加患病、虚弱和失能的风险。为确保老年人营养均衡，健康管理人员可从以下方面着手：

（1）建议老年人每日食用多种动物性食物（水产品 40～50 g，畜禽肉 40～50 g，蛋类 40～50 g）、奶类食物（300～400 mL 液态奶或蛋白质含量相当的奶制品）、大豆类食物（15 g 大豆

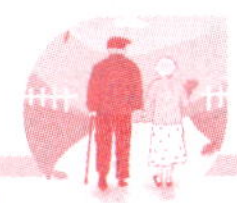

或蛋白质含量相当的大豆制品）、蔬菜（300～450 g，且质地应比较软）、水果（200～300 g，且质地应比较软）等。

（2）建议老年人在早餐时食用 1 个鸡蛋、1 杯牛奶、1～2 种主食，在午餐和晚餐时各食用 1～2 种主食、1～2 种肉类食物、1～2 种蔬菜、1 种大豆制品。

（二）鼓励采取科学进食方式

健康管理人员可从以下方面鼓励老年人采取科学进食方式：

（1）鼓励老年人在能力范围内参与食物制作，并与家属或朋友一起进食。若老年人不能自己进食，应建议老年人的家属辅助老年人进食。

（2）若老年人在正餐时容易出现早饱、食欲减退而导致食物摄入量不足的情况，应建议老年人采取三餐两点制或三餐三点制，并确保每顿正餐的能量占全天所需能量的 20%～25%，每顿加餐的能量占全天所需能量的 5%～10%。此外，正餐与加餐的食物应尽可能不重样，以保证营养均衡。

小贴士

三餐两点制是指个体在一天中有三顿正餐和两顿加餐，三餐三点制是指个体在一天中有三顿正餐和三顿加餐。

（3）建议老年人每日的进食时间保持一致，建议早餐时间为 6:30～8:30、午餐时间为 11:30～12:30、晚餐时间为 17:30～19:00。此外，建议老年人在睡前 1 小时内不要进食。

（三）选择质地细软的食物

高龄老年人的咀嚼能力、吞咽能力、消化能力都显著下降，因此，健康管理人员应建议老年人不要选择硬度大、体积大的食物，而应尽量选择质地细软、能量和营养素密度高的食物。具体方法如下：

蔬菜“水油焖”更适合老年人

（1）建议老年人或其家属多采用蒸、煮、炖、烩、烧、焖等烹饪方法，且应将食物烹饪至软烂。此外，建议老年人尽量不要吃熏制、煎炸的食物。

（2）整粒大豆不易消化，可建议老年人食用豆腐、豆浆、豆腐干等易咀嚼、易消化的大豆制品；建议老年人将红豆或绿豆煮软，制成豆沙；豆类食物发芽后更易消化，维生素含量也有所增高，建议老年人多食用豆芽。

（3）建议老年人将坚果等坚硬的食物磨成粉（如杏仁粉、核桃粉等）或小颗粒后食用。

（4）建议老年人尽量将食物切小、切碎后食用，如将畜禽肉制成肉丝、肉片、肉丸（见图 3-4），将鱼肉制成鱼丸、鱼羹等。

（5）建议老年人将质地较硬的水果和蔬菜榨成汁饮用，也可将水果蒸（或煮）至软烂再食用。

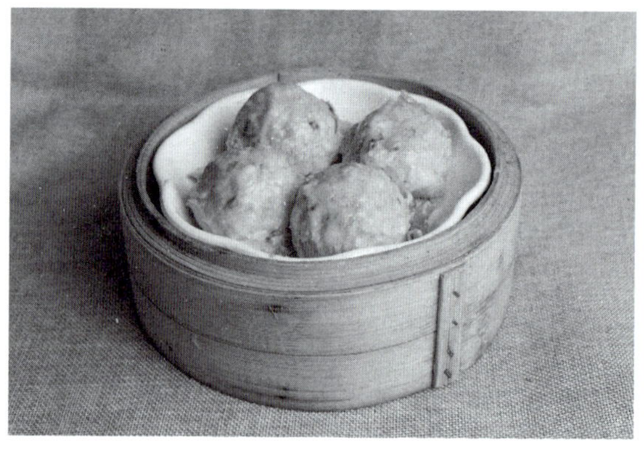

图 3-4 肉丸

（四）定期测评干预效果

健康管理人员应建议老年人经常测量体重，最好一个月测量两次。除体重外，还可建议老年人测量握力、上臂围、小腿围等。建议老年人对比历次测量数据，判断数据波动是否合理，若不合理，应及时查找原因，在排除疾病原因后，根据身体状况逐渐调整能量摄入量。

（五）合理使用营养品

若老年人的进食量不足目标量的 80%，应建议老年人在指导下合理使用特殊医学用途配方食品（以下简称“特医食品”），如不含乳糖的特医食品（适合乳糖不耐受的老年人）、添加膳食纤维的特医食品（可改善老年人的肠道功能）等。

若普通膳食不能满足老年人的营养需求，可建议老年人在指导下选择强化食品，如强化钙、铁、锌、碘等营养素的食品。

若老年人已经出现营养素缺乏的临床表现，可建议老年人在指导下选择适合自己的营养素补充剂。

小贴士

（1）特医食品是指为满足进食受限、消化吸收障碍、代谢紊乱或者特定疾病状态人群对营养素或者膳食的特殊需要，专门加工配制而成的配方食品。

（2）强化食品是指为保持食品原有的营养成分，或者为补充食品中缺乏的营养素，向食品中添加一定量的食品营养强化剂，以提高其营养价值的食品。

（3）营养素补充剂是指以补充维生素、矿物质为目的而不以提供能量为目的的食品。

三、老年人营养食谱编制

为了更好地对老年人进行膳食干预，健康管理人员可以根据老年人的营养需求和口味偏

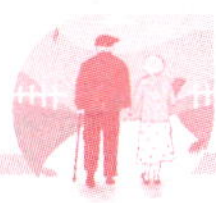

好为其编制营养食谱，以改善他们的营养状况。老年人营养食谱编制的方法如下。

（一）确定每日能量需要量

不同年龄段、不同BMI、不同身体活动强度的老年人每日的能量需要量不同。健康管理人员可参考表3-3，根据老年人的年龄、BMI、身体活动强度确定其每日每千克标准体重所需能量。

表3-3　老年人每日每千克标准体重所需能量

BMI（kg/m^2）		身体活动强度	每日每千克标准体重所需能量（kcal）
低龄和中龄老年人	高龄老年人		
<20	<22	低强度	40
		中强度	45
		高强度	45～55
20～26.9	22～26.9	低强度	35
		中强度	40
		高强度	45
>26.9	>26.9	低强度	30
		中强度	35
		高强度	40

在确定每日每千克标准体重所需能量后，健康管理人员可计算出老年人的每日能量需要量。每日能量需要量=标准体重（kg）×每日每千克标准体重所需能量（kcal），标准体重=身高（cm）−105。

例如，70岁的袁奶奶身高为155 cm，体重为57 kg（BMI为23.7 kg/m^2），身体活动强度为中强度，则其每日每千克标准体重所需能量为40 kcal，每日能量需要量=（155−105）×40=2 000（kcal）。以下以袁奶奶为例，在此基础上为袁奶奶编制营养食谱。

（二）计算宏量营养素需要量

1．计算每日宏量营养素需要量

碳水化合物、蛋白质和脂肪为宏量营养素，在体内代谢过程中可产生能量，因此也被称为产能营养素。为了维持人体健康，这三种宏量营养素的供能比（提供的能量占每日能量需要量的比值）应当适宜。一般来说，碳水化合物的供能比为50%～65%，蛋白质的供能比为10%～15%，脂肪的供能比为20%～30%。

袁奶奶每日的能量需要量为2 000 kcal，假定碳水化合物、蛋白质、脂肪三种宏量营养素的供能比分别为60%，15%，25%，则三种宏量营养素每日供应的能量如下：碳水化合物供应的能量=2 000×60%=1 200（kcal），蛋白质供应的能量=2 000×15%=300（kcal），脂肪供应的能量=2 000×25%=500（kcal）。

相同质量下，不同宏量营养素在体内产生的能量不同。1 g碳水化合物产生的能量约为

4 kcal，1 g 蛋白质产生的能量约为 4 kcal，1 g 脂肪产生的能量约为 9 kcal。

根据三种宏量营养素每日供应的能量，袁奶奶每日对这三种宏量营养素的需要量如下：碳水化合物的需要量=1 200÷4=300（g），蛋白质的需要量=300÷4=75（g），脂肪的需要量=500÷9≈56（g）。

2. 计算三餐宏量营养素需要量

一般情况下，早餐、午餐、晚餐的宏量营养素需要量的占比分别为 30%，40%，30%。根据上述计算结果，可进一步计算出袁奶奶三餐宏量营养素的需要量。

（1）早餐：碳水化合物的需要量=300×30%=90（g），蛋白质的需要量=75×30%≈23（g），脂肪的需要量=56×30%≈17（g）。

（2）午餐：碳水化合物的需要量=300×40%=120（g），蛋白质的需要量=75×40%=30（g），脂肪的需要量=56×40%≈22（g）。

（3）晚餐：碳水化合物的需要量=300×30%=90（g），蛋白质的需要量=75×30%≈23（g），脂肪的需要量=56×30%≈17（g）。

（三）确定食物种类和数量

不同食物所含碳水化合物、蛋白质和脂肪的量有所不同，具体如表 3-4 所示。健康管理人员可通过查询食物成分表，确定主食、副食和纯能量食物的种类和数量。

表 3-4　常见食物所含宏量营养素的量

食物种类		可食部分占比（%）	每 100 g 食物（全部可食）所含宏量营养素的量（g）			食物种类		可食部分占比（%）	每 100 g 食物（全部可食）所含宏量营养素的量（g）		
			碳水化合物	蛋白质	脂肪				碳水化合物	蛋白质	脂肪
主食	面条	100	61.9	8.3	0.7	水果	梨	82	13.3	0.4	0.2
	馒头	100	47	7	1.1		猕猴桃	83	14.5	0.8	0.6
	米饭	100	25.9	2.6	0.3		草莓	97	7.1	1	0.2
	小米粥	100	8.4	1.4	0.7		桃	86	12.2	0.9	0.1
	红薯	90	24.7	1.1	0.2	动物性食物	猪里脊	100	0.7	20.2	7.9
	玉米	46	22.8	4	1.2		羊里脊	100	1.6	20.5	1.6
蔬菜	大白菜	87	3.2	1.5	0.1		鸡蛋	88	2.8	13.3	8.8
	菠菜	89	4.5	2.6	0.3		鲫鱼	54	3.8	17.1	2.7
	韭菜	90	4.6	2.4	0.4		鹌鹑蛋	86	2.1	12.8	11.1
	番茄	97	4	0.9	0.2	奶类和大豆类食物	牛奶	100	3.4	3	3.2
	黄瓜	92	2.9	0.8	0.2		酸奶	100	9.3	2.5	2.7
	茄子	93	4.9	1.1	0.2		黄豆	100	34.2	35	16
	白萝卜	95	5	0.9	0.1		青豆	100	35.4	34.5	16
水果	香蕉	59	22	1.4	0.2		豆腐	100	4.2	8.1	3.7
	苹果	76	13.5	0.2	0.2		豆浆	100	0.9	1.8	0.7

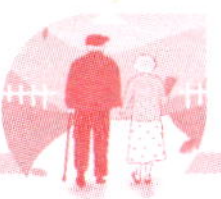

1．确定主食的种类和数量

假设以馒头和小米粥作为袁奶奶早餐的主食，且两者分别提供 60%和 40%的碳水化合物。通过查询表 3-4 可知，每 100 g 馒头含碳水化合物 47 g，每 100 g 小米粥含碳水化合物 8.4 g。因此，可初步计算出早餐所需馒头的质量=90×60%÷（47÷100）≈115（g），所需小米粥的质量=90×40%÷（8.4÷100）≈429（g）。

需要注意的是，由于副食中也含有碳水化合物，因此主食的数量可根据老年人的喜好、用餐习惯等适当减少。此处可设定袁奶奶早餐所需馒头的质量为 100 g，所需小米粥的质量为 370 g。

2．确定副食的种类和数量

副食除用于补充蛋白质外，还用于补充维生素、矿物质等微量营养素，健康管理人员可建议老年人通过食用蔬菜和水果来补充微量营养素。一般情况下，老年人每日需要摄入蔬菜的质量为 300～450 g，需要摄入水果的质量为 200～300 g。因此，可在袁奶奶早餐的食谱中加入一定量的蔬菜和水果，如 150 g 黄瓜（含不可食部分）和 100 g 草莓（含不可食部分）。

通过查询表 3-4 可知，每 100 g 馒头含蛋白质 7 g，每 100 g 小米粥含蛋白质 1.4 g，每 100 g 黄瓜含蛋白质 0.8 g（黄瓜可食部分的占比为 92%），每 100 g 草莓含蛋白质 1 g（草莓可食部分的占比为 97%）。100 g 馒头含蛋白质的量=100×（7÷100）=7（g），370 g 小米粥含蛋白质的量=370×（1.4÷100）≈5.2（g），150 g 黄瓜（含不可食部分）含蛋白质的量=150×92%×（0.8÷100）≈1.1（g），100 g 草莓（含不可食部分）含蛋白质的量=100×97%×（1÷100）≈1（g），则早餐主食与蔬菜、水果中含蛋白质的量=7+5.2+1.1+1=14.3（g）。因此，早餐的其他副食中需含蛋白质的量=23−14.3=8.7（g）。

假设以鸡蛋作为袁奶奶早餐副食中蛋白质的主要来源，通过查询表 3-4 可知，每 100 g 鸡蛋含蛋白质 13.3 g（鸡蛋可食部分的占比为 88%）。因此，早餐所需鸡蛋（含不可食部分）的质量=8.7÷（13.3÷100）÷88%≈74（g）。

3．确定纯能量食物的种类和数量

通过查询表 3-4 可知，每 100 g 馒头含脂肪 1.1 g，每 100 g 小米粥含脂肪 0.7 g，每 100 g 黄瓜含脂肪 0.2 g，每 100 g 草莓含脂肪 0.2 g，每 100 g 鸡蛋含脂肪 8.8 g。早餐主食和副食中含脂肪的量=100×（1.1÷100）+370×（0.7÷100）+150×92%×（0.2÷100）+100×97%×（0.2÷100）+74×88%×（8.8÷100）≈9.9（g）。因此，早餐食用油用量=17−9.9=7.1（g）。

综上所述，袁奶奶的早餐食谱可设定为馒头 100 g，小米粥 370 g，煮鸡蛋 74 g（含不可食部分），凉拌黄瓜［黄瓜 150 g（含不可食部分），食用油 7.1 g］，草莓 100 g（含不可食部分）。按相同的方法确定午餐和晚餐食物的种类和数量，即可得出老年人一日内的食谱。

小贴士

即便是同一个人，随着季节和生活方式的变化，其能量和营养素的需要量也会随之变化，因此食谱中的食物数量不必过于精细，在合理范围内即可。健康管理人员可以周为单位对老年人的营养素摄入情况进行评价，若老年人出现营养素缺乏的情况，则必须及时调整和完善食谱。

老有康养

科学膳食讲座助老年人迈向健康

为帮助老年人增强健康意识和自我保健能力，养成科学健康的生活习惯，进一步提高健康认知水平和生活质量，由陕西省铜川市图书馆、宜君县文化和旅游文物局主办，宜君县图书馆承办的“科学膳食 健康生活”适老化主题服务讲座在宜阳社区开展。社区老年人及家属热情参与了此次活动。

本次讲座的内容围绕如何科学地选择五谷杂粮、蔬菜、水果、动物性食物、奶类食物及大豆类食物，如何判断自身健康状态和体型，如何健康饮食以保证营养素摄入充足，等等。此外，讲师还针对大家提出的各种营养健康问题进行释疑解惑。

在本次活动中，老年人和家属都听得十分认真，并表示今后可以多举办类似的活动。本次活动也进一步拉近了社区与居民之间的距离。

（资料来源：王雨轩，《宜君县图书馆“科学膳食 健康生活”适老服务讲座活动走进宜阳社区》，宜君县人民政府官网，2023 年 10 月 27 日）

任务实施

为老年人进行膳食干预

任务描述：

宋奶奶今年 70 岁，160 cm，65 kg，长期独居，身体活动强度为低强度。健康管理人员了解到，宋奶奶的餐食过于简单，她经常只吃一碗清汤面，蔬菜和水果的摄入量都远远不够。为了确保宋奶奶摄入的食物营养均衡，健康管理人员打算对宋奶奶进行膳食干预。请模拟健康管理人员为宋奶奶制订营养食谱。

实施流程：

（1）2～3 名学生一组，讨论对宋奶奶进行膳食干预的方法。

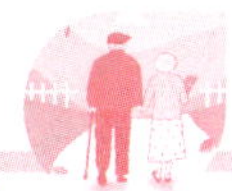

（2）根据表 3-4，为宋奶奶制订一份一周的营养食谱，要求食物营养均衡、食物种类丰富、计算过程清晰。

（3）将膳食干预方法与营养食谱制作成 PPT。

（4）小组成员在课堂上展示 PPT，主讲教师对小组成员的表现进行点评。

任务三　老年人运动干预

情景导入

某小区位置偏僻，距离公共娱乐场所较远，据小区内老年人反映，他们经常要走路好几公里才能使用到专业健身器材。为了满足老年人的运动需求，几个月前，该小区附近建立了一处老年人健身中心。健身中心配备了各种适老化健身器材，专业性与安全性都非常高。

健康管理人员小张与小区内的龚奶奶签订了契约，负责为龚奶奶提供健康管理服务。在听闻健身中心已投入使用后，小张便经常带领龚奶奶去健身中心，教龚奶奶使用跑步机、椭圆机等健身器材。在健身中心运动了一段时间以后，龚奶奶感觉到自己的身体素质有所提升，也开始对运动产生了兴趣。除了去健身中心以外，小张还告诉了龚奶奶几种可以在家进行的运动，以便龚奶奶在不方便出门时进行运动。

思考：

健康管理人员应如何对老年人进行运动干预？

研究表明，定期运动有助于预防和控制慢性病，如冠心病、脑卒中、糖尿病及多种癌症等，还有助于保持健康的体重，改善心理状态和生活质量。但由于老年人身体机能衰退，运动能力下降，健康管理人员在对老年人进行运动干预时应全面考虑运动的方式、强度等。下面具体介绍对老年人进行运动干预的方法。

一、抗阻训练

（一）抗阻训练的意义

抗阻训练是一种通过控制身体的骨骼肌收缩来对抗外部阻力的训练方式。抗阻训练可以增强老年人的肌肉力量和耐力，降低老年人跌倒的风险；可以提高老年人的心肺功能，降低老年人患心血管疾病的风险；还可以帮助老年人改善骨密度和胰岛素敏感性，减少腹部和内脏脂肪量。

（二）抗阻训练的方式

1．上肢抗阻训练

适合老年人的上肢抗阻训练有举哑铃、靠墙俯卧撑、使用健身器材等，健康管理人员可建议老年人按以下方法进行上肢抗阻训练：

（1）举哑铃。双手各握一个哑铃，放在体侧，保持大臂不动，用小臂慢慢举起哑铃，举起至最大限度后再慢慢放下。

（2）靠墙俯卧撑。首先面对墙站立，将双脚分开，与肩同宽；然后将双手手掌紧贴墙面，指尖朝上，并使身体与墙面之间保持一臂的距离；接着保持双脚不动，将身体向墙面倾斜至最大限度并保持 3～5 秒；最后用手臂发力，将身体推回直立状态。

（3）使用健身器材。①坐在坐推训练器（见图 3-5）上，双手握住把手，双臂用力向前伸展至最大限度，停留片刻后回到起始位置。②站在上肢牵引器（见图 3-6）前，用双手分别抓住牵引器的两个手柄，用左手将牵引绳下拉，使右手被牵引向上，直至右手手臂伸直为止，然后用右手将牵引绳下拉，重复上述动作。

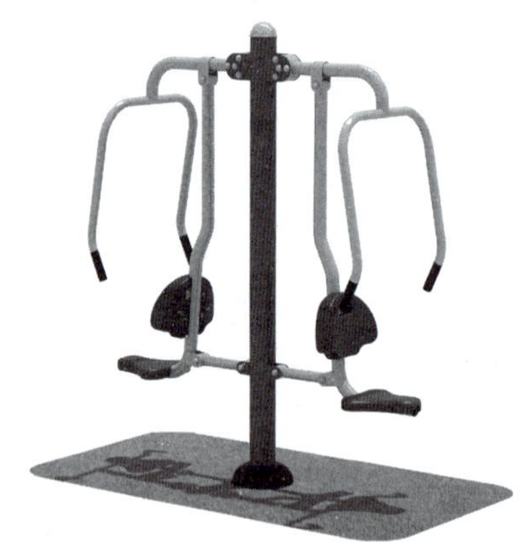

图 3-5　坐推训练器

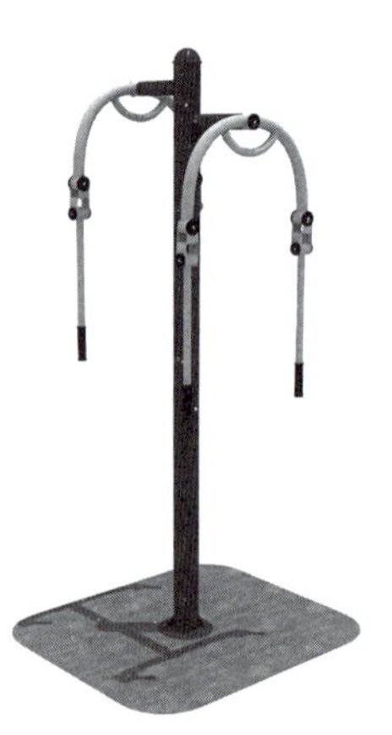

图 3-6　上肢牵引器

2．下肢抗阻训练

适合老年人的下肢抗阻训练有深蹲、提踵（zhǒng）、侧抬腿、使用弹力带等，健康管理人员可建议老年人按以下方法进行下肢抗阻训练：

（1）深蹲。将双脚分开，略比肩宽，保持脊柱伸直，臀部向后坐，尽力使大腿与地面保持平行（必要时可借助扶手进行深蹲），保持 3～5 秒后缓慢站起。

（2）提踵。取站立位，保持脚尖不动，脚后跟向上抬，抬至最大限度后保持 3～5 秒，还原为初始姿势。

（3）侧抬腿。将双脚分开，与肩同宽，向侧边抬起左腿（注意保持身体不倾斜），至最高点保持 3～5 秒后放下，再抬起右腿并保持 3～5 秒后放下。

（4）使用弹力带。取坐位，将弹力带的一端绑在小腿上，另一端固定（确保弹力带处于绷直的状态），克服弹力带的拉力抬起或收缩小腿。

（三）抗阻训练的强度

建议老年人每周进行 2～3 次抗阻训练，可将训练组数从每次 1～2 组逐渐增加至每次 2～3 组，每组包括 3～5 个动作，每组每个动作重复 8～12 次，每组之间休息 1～3 分钟。此外，

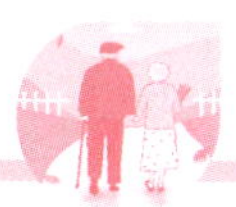

建议老年人同一肌肉群训练之间应至少间隔 1 天，否则肌肉在频繁抗阻训练后会出现疲劳，其形态、力量等很难得到恢复。

爆发力训练

爆发力训练是在极短时间内克服阻力的训练方式，是抗阻训练的一个类型。爆发力训练旨在通过快速的动作来增强肌肉力量，对于老年人预防跌倒，避免肌少症、衰弱等的发生，提高身体素质都具有非常大的帮助。

适合老年人的爆发力训练有快速高抬腿、快速侧抬腿、快速举哑铃、快速深蹲等。对于患有关节炎或平衡障碍的老年人，健康管理人员可建议老年人借助辅助用具来进行爆发力训练，如从椅子上快速坐起练习等。在建议老年人进行爆发力训练前，健康管理人员应充分评估老年人的身体承受能力，以免老年人在训练时出现肌肉和骨骼损伤。此外，健康管理人员应建议老年人在一开始进行训练时，可在他人协助下缓慢运动，随后继续练习，直至自己可以独立完成训练。

二、平衡训练

（一）平衡训练的意义

一方面，随着年龄的增长，老年人身体的平衡感会逐渐下降，平衡训练可以帮助老年人提高手、眼、脚的配合能力，增强身体的平衡感，进而降低跌倒的风险；另一方面，平衡训练需要大脑的积极参与，这种训练方式可以帮助老年人促进脑部的血液循环，提高认知能力，增强自信心。

（二）平衡训练的方式

根据老年人体位的不同，平衡训练可分为卧位平衡训练、坐位平衡训练和站位平衡训练，健康管理人员可建议老年人及其家属根据需要按以下方法进行平衡训练。

1．卧位平衡训练

桥式运动因动作像拱桥而得名，是常见的卧位平衡训练的方式，可分为双桥运动和单桥运动。

（1）双桥运动

首先平躺在床上，双手平放在身体两侧或双手抱胸；然后屈膝，使足部尽可能地靠近臀部，并将双脚分开，与肩同宽；紧接着抬起臀部，保持上半身与大腿呈一条直线，并坚持 3～5 秒；最后放下臀部，并适当休息。

卧位平衡训练——桥式运动

（2）单桥运动

首先平躺在床上，双手平放在身体两侧或双手抱胸；然后将一侧膝盖弯曲，同时抬起臀部和另一侧下肢（下肢伸直），使两侧膝盖尽量保持在同一水平线上，保持 3～5 秒；最后放下臀部和抬起的下肢，并适当休息。

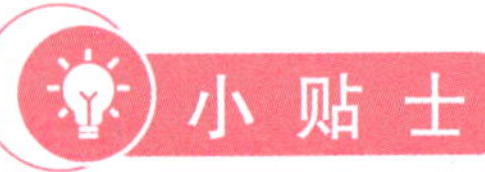

健康管理人员应建议老年人在进行桥式运动时注意以下事项：

（1）在抬起臀部时注意避免脖子承受过大的压力。

（2）在训练过程中收紧腹部，并夹紧臀部。

（3）注意避免腰椎过于伸展而向上弯曲，以免腰椎承受过大的压力。

2．坐位平衡训练

（1）坐位静态平衡训练

坐在床边或椅子上，将双脚平放在地上。老年人家属站在老年人身侧，辅助其保持坐位静态平衡，随后慢慢减小助力，使老年人可以独立保持坐位静态平衡。

（2）坐位动态平衡训练

①左右摆动身体训练：取坐位，双手抱胸，将身体向两侧倾斜，倾斜到最大限度后保持 3～5 秒再回正。

②左右旋转躯干训练：取坐位，双手抱胸，将身体向两侧后方旋转，旋转至最大限度后保持 3～5 秒再回正。

③碰触物品训练：老年人家属手持物品站在老年人前方，老年人取坐位，倾斜身体，并用手触碰该物品。老年人家属也可将物品依次放在老年人身前的各个方位，以帮助老年人更全面地进行训练。

3．站位平衡训练

（1）站位静态平衡训练

①双脚站立静态平衡训练：站立在地面上，将双脚分开，与肩同宽。老年人家属先站在老年人身侧，辅助老年人保持站位静态平衡，随后慢慢减小助力，使老年人可以独立保持站位静态平衡。

②单脚站立静态平衡训练：双手叉腰，向前抬起一侧下肢，使大腿尽可能与地面平行，并尽可能保持较长的时间。对于平衡能力较差的老年人来说，若保持单脚站立较为困难，可建议老年人手扶椅背进行训练，待平衡能力得到一定程度的恢复后再移开椅子。

（2）站位动态平衡训练

①站位摆动身体训练：取站位，将双脚分开，与肩同宽，双手自然下垂。将身体向左右两侧和前后方摆动，摆动到最大限度后保持 3～5 秒再回正。

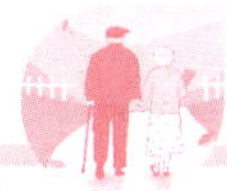

②跨越障碍物训练：在老年人身体前方摆放若干障碍物（如小凳子、纸盒子或其他安全且稳定的物品）。老年人缓慢向前走，当接近第一个障碍物时，抬起一只脚，跨过障碍物；保持身体平衡，继续向前走，直至跨越所有障碍物。

③闭眼原地踏步训练：先在地面上画一个直径为 40 cm 的圆圈，老年人站在圆圈中间。开始计时（可先计时 1 分钟），老年人闭眼原地踏步，尽量保证在计时结束后双脚仍在圆圈内。

（三）平衡训练的强度

建议老年人每周进行 1～7 次平衡训练，每次平衡训练包含 1～2 组训练，每组训练包含 4～10 种不同体位的平衡训练。此外，应建议老年人按照训练强度逐渐递增的原则进行训练。

三、步态训练

（一）步态训练的意义

老年人进行步态训练的意义主要体现在以下方面：首先，老年人常常会出现关节僵硬、下肢肌肉力量减弱等现象，导致其行走时步态不稳，步态训练可以帮助老年人改善步态，使步态更加稳定、自然；其次，步态训练可以促进血液循环，增强心肺功能，预防糖尿病、高血压病等慢性病的发生；最后，步态训练可以缓解心理压力，减轻焦虑、抑郁等负面情绪，提高心理健康水平。

（二）步态训练的方式

步态训练的方式包括直线行走训练、绕圈行走训练、上下楼梯训练等，健康管理人员可建议老年人按以下方法进行步态训练。

1．直线行走训练

建议老年人以地砖边缘作为参考，双脚站在地砖边缘两侧，眼睛目视前方，尽量沿着地砖边缘向前行走。在行走时，身体各部位的姿势如下：

（1）头部微微上抬，视线保持在前方 3～6 m 的位置。

（2）肩部放松，向后打开。

（3）手臂轻微弯曲，随着步伐自然摆动。

（4）迈出右腿，使右脚脚跟触地，将重心由右脚脚跟向前脚掌转移，在转移重心的过程中抬起左脚脚跟；当右脚全脚掌触地时，迈出左腿，并重复上述动作。

2．绕圈行走训练

建议老年人选择开阔的地方，设定一个圆形路径，沿着圆形路径行走，注意保持身体平衡和脚步稳定。随着步行能力的提高，可逐渐减小圆形路径的半径。

小贴士

老年人在掌握正确的步行姿势后可进行转换方向和速度训练，即在进行直线行走或绕圈行走时改变方向（如先向左转行走，再向右转继续行走）和速度（如按照“慢—快—慢”的节奏行走）。

3．上下楼梯训练

建议老年人在上楼梯（见图 3-7）时用一只手扶住扶手，身体稍微前倾，并确保在上每一级台阶时都是全脚掌着地。若老年人体弱或下肢不灵活，应在双脚都踩在同一级台阶上后再迈向下一级台阶。建议老年人在下楼梯时用双手扶住扶手，侧身下楼，且要先用前脚掌着地，再过渡到全脚掌着地，以防止膝关节承受压力过大。

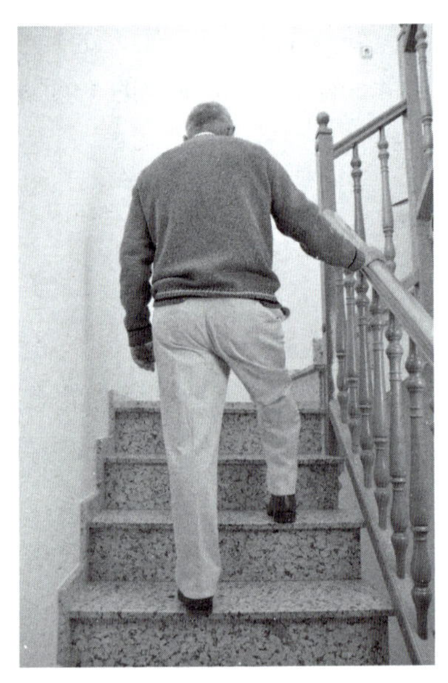
图 3-7 老年人上楼梯

（三）步态训练的强度

在老年人刚开始训练时，建议老年人设定中等强度的训练目标，并随着步行能力的提高逐步增加强度。此外，可将训练时间由一开始的 5～10 分钟逐渐增加至 20～30 分钟。判断身体活动水平是否达到中等强度的方法：当心率达到最大心率的 60%～75%时（最大心率=220−年龄），身体活动水平就达到了中等强度。

知识链接

有氧运动与无氧运动

有氧运动是指在有氧代谢状态下进行的运动，可以促进血液循环和机体的新陈代谢，增强心肺功能，提高身体免疫力。无氧运动是指肌肉在“缺氧”的状态下进行的高速、剧烈的运动，大部分是强度高、爆发性强的运动。

从运动特点来看，有氧运动强度较低，可持续的时间较长，比较安全，机体各器官在运动中的负荷也相对较小，不易出现运动损伤；而无氧运动强度较大，可持续的时间较短，容易使肌肉疲劳酸痛。

老年人体质较弱，在运动时应以有氧运动为主。除了进行中等强度的抗阻训练、平衡训练、步态训练以外，老年人还可以进行的有氧运动包括球类运动（如打羽毛球、乒乓球等）、骑自行车、跳舞等。老年人应每周进行至少 150～300 分钟中等强度的有氧运动，或

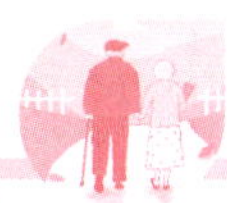

75～150 分钟较高强度的有氧运动，或其他强度的同等效果的有氧运动。此外，应建议老年人在运动前进行热身，如原地踏步、慢走、拉伸关节等，热身的时间为 10～15 分钟，老年人感觉身体微微出汗即可。

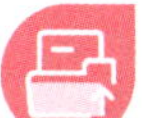

任务实施

为老年人制订运动方案

任务描述：

刘奶奶今年 69 岁，社区的健康管理人员在了解刘奶奶的生活方式后，察觉刘奶奶长期缺乏运动。为了避免长期缺乏运动对刘奶奶的健康造成影响，健康管理人员打算为刘奶奶制订一份运动方案。请模拟健康管理人员为老年人制订运动方案。

实施流程：

（1）2～3 名学生一组，以每周进行 150 分钟中等强度的有氧运动为标准，采用表格形式为刘奶奶制订一份运动方案，运动方案的内容应包括运动项目、时间、时长等。

（2）小组成员在课堂上展示为刘奶奶制订的运动方案，主讲教师对小组成员的表现进行点评。

任务四　老年人心理干预

情景导入

随着生活水平的日益提高，老年人的物质生活不断改善，但是老年人的心理健康却往往容易被忽视。为了促进社区老年人的心理健康，提高老年人的幸福感，某社区健康管理中心开展了一系列心理关爱活动。

心理关爱活动的内容主要包括评估老年人心理健康状况、为老年人发放心理健康知识宣传册、入户对老年人进行心理疏导等。此外，健康管理人员还经常组织社区老年人参与集体活动，如郊外采摘活动、手工制作活动、音乐会等，这些活动不仅可以让老年人放松身心，还可以促进老年人之间的交流，排解抑郁、焦虑等情绪。

除此之外，健康管理中心还将继续开展各种形式的心理干预活动，对有困扰的老年人进行积极干预，引导他们树立积极的人生态度。

思考：

健康管理人员应如何对老年人进行心理干预？

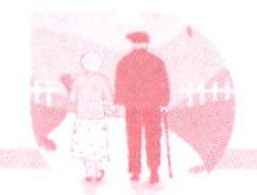

一、常见的老年人心理问题

由于生理变化、人生变故、生活方式改变等因素的影响，老年人易出现心理问题。常见的老年人心理问题包括抑郁症、焦虑症、空巢综合征等。

（一）抑郁症

抑郁是一种心境低落的心理状态，常表现为悲观、自责、无活力、无兴趣、无动力、沮丧等。当人们遇到生活挫折时，一般都会产生抑郁情绪。而抑郁症则不同，它以显著而持久的心境低落为主要症状，患有抑郁症的老年人常伴有绝望、臆想、有自杀倾向等精神症状。可能导致老年人患抑郁症的因素包括健康水平、经济状况、家庭和社会支持情况等。

老年抑郁量表

（二）焦虑症

焦虑是个体在遭受挫折或精神打击后预料将会产生某种不良后果时，或者面临不确定的威胁或危险时，因难以应对而出现的一系列心理状态，如担心、害怕、不安、惶恐、紧张等。焦虑症是指个体在没有明确的导致焦虑的因素时出现焦虑情绪，或个体焦虑的程度与现实状况不匹配，或个体焦虑持续的时间过长。可能导致老年人患焦虑症的因素包括健康水平、受教育水平、家庭和社会支持情况等。

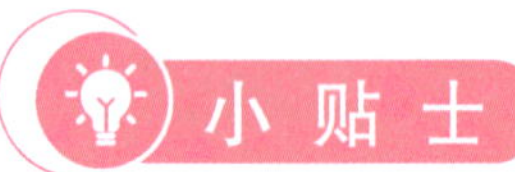

小贴士

导致老年人患抑郁症和焦虑症的因素有很多相同之处，且部分老年人会同时患有抑郁症和焦虑症。

（三）空巢综合征

空巢综合征是指无子女或子女成年后相继离开家庭，老年人生活在“空巢”环境下，由于人际关系疏远而产生的一系列心理失调症状。患有空巢综合征的老年人常表现为孤独、空虚、寂寞、伤感、精神萎靡、失眠等。造成老年人患空巢综合征的原因包括老年人独居时间久、空闲时间多、对子女的情感依赖较强、退休后与社会接触较少等。

二、老年人心理干预方法

为了关爱老年人的心理健康，提高老年人的生活幸福感，健康管理人员应对有（或将来可能会有）心理问题的老年人进行心理干预。老年人心理干预的方法包括社区团体干预、慈悲冥想训练、怀旧疗法、音乐疗法和综合干预。

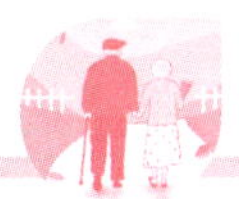

（一）社区团体干预

社区团体干预是一种鼓励和组织老年人参与集体活动，以增强他们的社会归属感的心理干预方法。这种干预方式旨在帮助老年人建立新的社交圈子，减轻孤独感，同时提供情感支持和信息交流的机会。健康管理人员应鼓励和组织老年人积极参与社区活动，如健身操、广场舞、棋牌类活动、绘画和书法比赛、茶话会、传统节日庆祝活动等，为老年人创造积极、健康、快乐的社区环境，以促进他们的心理健康。

（二）怀旧疗法

怀旧疗法是一种在安全、舒适的环境中，使用老照片、老物件等唤起参与者的往昔记忆，并鼓励参与者分享和讨论自己生活经历的方法。怀旧疗法可以让老年人在回忆往事的过程中重新审视自己的人生经历，接纳自己人生经历中的各种不如意，还可以增加老年人的社交机会，增强社会归属感。

健康管理人员可按照以下步骤组织老年人参与怀旧活动：

（1）设定活动的主题，如回忆某段时期、回忆某件物品等。

（2）选择宽敞的房间，组织6～10位老年人，并邀请一名心理咨询师。

（3）心理咨询师作为引导者，向老年人介绍活动的目的、流程及保密原则，以确保每位老年人在分享过程中都能感到安全和舒适。

（4）根据设定的活动主题，引导老年人进行回忆和分享，鼓励他们讲述某段时期或某些物品背后的故事。在老年人分享的过程中，健康管理人员和心理咨询师要留意老年人的情绪变化，及时给予情感支持。同时，也要鼓励老年人互相交流，以提高他们的社交能力。

（5）在活动结束前组织一个简单的反馈环节，让老年人表达他们的感受和收获。同时，也可以邀请他们提出宝贵的意见或建议，以便改进之后的活动。

（三）音乐疗法

音乐疗法是一种利用音乐对有心理问题的患者进行治疗的方法。音乐疗法可以让老年人感受到美妙的旋律，从而放松身体和心情；还可以延缓认知功能的衰退，提高记忆力、注意力和思维能力。此外，音乐可以成为老年人之间沟通的媒介，帮助他们建立起积极的人际关系。

音乐疗法包括主动性音乐疗法和被动性音乐疗法。

1．主动性音乐疗法

主动性音乐疗法是指让老年人直接参与到各种音乐活动中的疗法。例如，健康管理人员可以建议老年人参与唱歌、伴舞、伴奏等音乐活动，使老年人在活动中抒发情感，排解心中的不良情绪，从而缓解内心的压力。

2．被动性音乐疗法

被动性音乐疗法以聆听音乐为主。健康管理人员可以建议老年人选择自己喜欢的音乐或为老年人推荐合适的音乐，让老年人在聆听音乐的过程中充分放松，以减轻压力和焦虑。此外，健康管理人员可以建议老年人在聆听舒缓音乐的过程中进行慈悲冥想，以达到更好的干预效果。

（四）综合干预

由于老年人的心理问题是多种影响因素共同作用的结果，因此对老年人进行心理干预应遵循“多管齐下，综合干预”的原则。除上述提到的心理干预方法外，健康管理人员还应采取以下方法，全方位地保障老年人的心理健康。

（1）建议老年人坚持运动。长期、规律的运动有助于身体分泌多巴胺、内啡肽等物质，这些物质可以使老年人产生愉悦感，保持心情舒畅。

（2）建议老年人参与益智活动。老年人参与益智活动（如拼图、搭积木等活动）可以保持思维活跃，提高解决问题的能力，延缓认知功能衰退，从而增强自信心和幸福感。

（3）建议老年人保持合理膳食。合理的膳食对于提高情绪稳定性和认知功能十分重要。例如，食用富含镁的食物（如坚果、豆类食物等）可以帮助老年人缓解焦虑情绪，食用富含维生素的食物（如橘子、番茄等）可以帮助老年人降低患抑郁症的风险。

（4）帮助患有慢性病的老年人提高身体素质。慢性病不仅会给老年人的身体造成伤害，还会影响老年人的心理健康。帮助患有慢性病的老年人提高身体素质，控制疾病发展，可以减轻疾病给老年人带来的心理压力。

任务实施

对老年人进行心理干预

任务描述：

为了提高社区老年人的幸福水平，促进社区老年人心理健康，某社区开展了以“关爱健康，从心开始”为主题的老年人心理关爱活动。在活动中，健康管理人员首先通过入户走访的形式，了解了社区老年人的生活方式、心理状态等；然后对老年人的心理健康状况进行了评估，判断老年人是否存在心理问题；最后根据老年人的具体情况采取了有针对性的心理干预措施。

该社区的赵爷爷今年 78 岁，曾与老伴儿生活在乡下。半年前，赵爷爷的老伴儿因病去世，赵爷爷的儿子担心赵爷爷独自生活不安全，便将其接到了城市里。来到城市后，赵爷爷很不习惯这里的生活，陌生的人群、陌生的生活方式等都让赵爷爷感到非常焦虑。健康管理人员在与赵爷爷交谈后了解了赵爷爷目前的状况，打算对赵爷爷进行心理干预，使赵爷爷能够更快地适应城市生活。请帮助健康管理人员提出干预方法。

实施流程：

（1）2～3 名学生一组，列出三种对赵爷爷进行心理干预的方法，并将其制作成 PPT。要

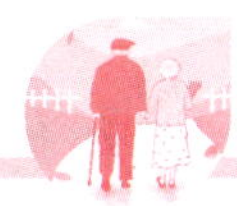

求：心理干预方法具体、有针对性、便于实施。

（2）小组成员在课堂上展示 PPT，主讲教师对小组成员的表现进行点评。

任务五　老年人其他行为方式干预

情景导入

75 岁的盛爷爷近半年以来一直有睡眠障碍，入睡时间经常大于两个小时，且一个晚上要醒四五次。因为睡眠质量太差，盛爷爷白天精神不振、面容憔悴、脾气暴躁。

社区的健康管理人员小李在入户走访时察觉到了盛爷爷的异样，并对盛爷爷进行了仔细询问。小李了解到，盛爷爷午休时间过长，导致晚上无法入睡，因此，盛爷爷经常在白天感到困倦，便增加了午休时间，慢慢形成了恶性循环。在了解了盛爷爷睡眠障碍的情况后，小李建议盛爷爷应将午休时间控制在一个小时以内，并且还给盛爷爷提出了几条改善睡眠质量的建议，如睡前不要喝浓茶、白天积极运动等。

一个月后，小李再次入户走访，了解到盛爷爷的睡眠质量有所改善。小李告诉盛爷爷，良好生活习惯的养成需要坚持，不能半途而废，长期坚持后身体一定会有更明显的改变。

思考：

（1）健康管理人员应如何对老年人进行睡眠干预？

（2）老年人还可能存在哪些不良行为方式？应如何进行干预？

一、吸烟干预

烟草和烟雾中有超过 250 种有害物质，因此，吸烟对身体健康的危害是十分严重的。吸烟可能会导致老年人患呼吸系统疾病、心血管疾病等，且吸烟量越大、吸烟时间越长，患病风险越高。戒烟可降低或消除吸烟导致的危害，且戒烟越早，健康获益就越大。健康管理人员应对吸烟的老年人进行吸烟干预，促进老年人创建无烟环境，保障自身及身边人群的健康。

（一）老年人烟草依赖程度评估

许多吸烟的老年人知晓吸烟的危害，并有戒烟意愿，但因对烟草过分依赖而难以戒烟，且有部分老年人在患由吸烟导致的疾病后仍然难以戒烟。健康管理人员可根据表 3-5 评估老年人对烟草的依赖程度。老年人对烟草的依赖程度越重，表明其戒烟的难度越大，但戒烟后获得的健康收益也更大。

表 3-5 烟草依赖程度评估量表

评估指标	评分标准			
	0 分	1 分	2 分	3 分
早晨醒来后多长时间内吸第一支烟？	60 分钟以上	30～60 分钟	6～29 分钟	5 分钟及以下
是否在许多禁烟场所很难控制吸烟？	否	是	—	—
哪一支烟最不愿意放弃？	其他时间中的一支	晨起第一支	—	—
每日吸烟的数量是多少？	10 支及以下	11～20 支	21～30 支	31 支及以上
早晨醒来后 60 分钟内吸烟次数是否比其他时间吸烟次数多？	否	是	—	—
患病时是否吸烟？	否	是	—	—
总得分：______ 若总得分为 0～3 分，则该老年人对烟草轻度依赖；若总得分为 4～6 分，则该老年人对烟草中度依赖；若总得分为 6 分以上，则该老年人对烟草重度依赖				

（二）老年人吸烟干预方法

老年人吸烟干预方法包括针对无戒烟意愿老年人的干预方法、针对有戒烟意愿老年人的干预方法和防止已戒烟老年人复吸的干预方法。

1．针对无戒烟意愿老年人的干预方法

若老年人没有戒烟意愿，健康管理人员可从以下方面激发老年人的戒烟意愿：

（1）告知老年人吸烟对自身和家属健康的影响。

（2）告知老年人戒烟对身体的好处，如降低患病风险、减轻疾病伤害、改善精神状态等。

（3）告知老年人在戒烟过程中可能会遇到的困难（如烦躁不安、头痛、想要复吸等）与解决方法（如转移注意力、使用戒烟药物等），并分享戒烟成功的案例，使老年人意识到戒烟并非难事。

2．针对有戒烟意愿老年人的干预方法

若老年人有戒烟意愿，健康管理人员应建议老年人尽早戒烟，同时可从以下方面对老年人进行吸烟干预：

（1）建议老年人记录自己的吸烟习惯，掌握自己的“吸烟特点”，并回顾戒烟失败的经历，总结经验和教训，同时向戒烟成功的人咨询经验。此外，建议老年人设定戒烟日，并告知家属和朋友这一日期。

（2）建议老年人自戒烟日开始戒烟，去除生活中与烟有关的物品，如香烟、打火机、烟灰缸等。同时，提醒老年人尽量避免他人在自己面前吸烟，并练习当别人递烟时的拒绝技巧。

（3）告知老年人面对戒烟障碍时的应对措施。例如，很多老年人在戒烟期间会食欲大增，

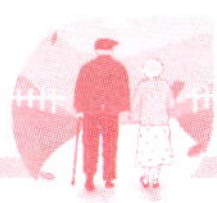

进而导致体重增加，应建议老年人多摄入水果和蔬菜，多饮水，不要食用巧克力、蛋糕等热量较高的食物，以控制体重；很多老年人在戒烟期间会出现烦躁、易怒等情绪，应建议老年人采取深呼吸、散步等方法排解负面情绪；很多老年人在戒烟期间会产生强烈的吸烟欲望，应建议老年人通过喝水、嚼口香糖、深呼吸等方法替代吸烟。

（4）在老年人开始戒烟后，应定期随访，以了解老年人的戒烟情况，并鼓励老年人，以增强老年人戒烟的信心。

3．防止已戒烟老年人复吸的干预方法

多数老年人会在开始戒烟后较短时间内复吸，导致戒烟计划以失败告终。健康管理人员可采取以下方法防止老年人复吸：

（1）对于刚开始戒烟的老年人，健康管理人员应给予老年人充分肯定，强调戒烟对身体健康的益处，同时帮助老年人解决在戒烟过程中遇到的困难。

（2）告知老年人可能诱导其复吸的因素，并建议其提前做好预防措施。

（3）若老年人偶尔吸了一支烟，应建议其立即停止吸烟，找出复吸的原因和有效的对抗方法，重新调整戒烟计划。

（4）建议老年人遵医嘱规范使用戒烟药物，以提高戒烟成功率。

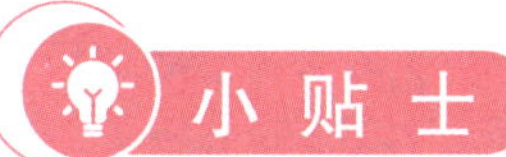

目前我国已被批准使用的戒烟药物有尼古丁贴片（非处方药）、尼古丁咀嚼胶（非处方药）、盐酸安非他酮缓释片（处方药）和伐尼克兰（处方药）。

二、饮酒干预

（一）老年人过量饮酒的危害

老年人过量饮酒不仅会严重影响心脏功能，增加患脑卒中、高血压病等心血管疾病的风险，而且还会对消化系统造成损害，导致患胃炎、酒精性肝炎、酒精性肝硬化等疾病。此外，老年人过量饮酒也会损伤神经系统功能，降低记忆力、注意力、判断力等，还会造成口齿不清、视线模糊、平衡能力下降等不良后果。

（二）老年人过量饮酒的干预方法

健康管理人员可从以下方面对经常过量饮酒的老年人进行干预：

（1）进行健康教育。健康管理人员可通过发放宣传资料、举办健康讲座、利用社交媒体平台推送健康知识等方式，向老年人介绍过量饮酒的危害。

（2）建议老年人家属提供支持。健康管理人员应建议老年人家属参与到老年人限酒行动中，帮助老年人制订限酒计划，定期鼓励和监督老年人，降低老年人对酒精的依赖程度。

（3）进行心理干预。了解老年人饮酒的原因，如焦虑、抑郁等，提供有针对性的心理干预措施，帮助老年人缓解心理压力，以控制饮酒欲望。

（4）转移老年人的注意力。健康管理人员可建议老年人在有饮酒欲望时采取其他行动，如参加音乐会、看电影、打太极拳（见图 3-8）等，以分散注意力。

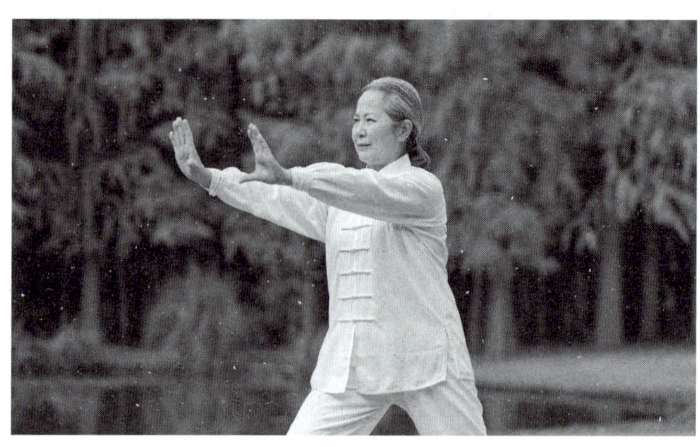

图 3-8　打太极拳的老年人

三、卫生习惯干预

许多老年人在日常生活中存在较多不良卫生习惯，如不良口腔卫生习惯、不良手部卫生习惯、不良洗浴卫生习惯、不良衣物卫生习惯等。这些不良卫生习惯不仅影响生活质量，还可能增加患病风险。因此，健康管理人员应建议老年人及其家属加以重视，积极改善生活方式，养成良好的卫生习惯，以促进身体健康。

（一）口腔卫生习惯干预

口腔是消化系统的起始端，主要由唇、颊、舌、腭、唾液腺、牙和颌骨等组成，具有咀嚼、吞咽、言语等功能。老年人的不良口腔卫生习惯会对口腔健康造成影响，同时还会影响咀嚼、言语等功能，引起社交困难和心理障碍。

健康管理人员可从以下方面对老年人的口腔卫生习惯进行干预：

（1）建议老年人早晚刷牙，饭后漱口。刷牙可有效去除牙菌斑（口腔细菌在牙齿上形成的黏性生物膜）、食物残渣等，保持口腔卫生。健康管理人员应建议老年人每日早晚各刷牙一次，并重视睡前刷牙。饭后漱口也可有效清除食物残渣，维护牙齿和牙周组织健康。此外，应建议老年人尽量使用含氟牙膏和漱口水，可有效预防龋（qǔ）病（最常见的口腔疾病之一）。

（2）建议老年人“一人一杯一刷”。每个人的口腔健康状况不同，因此应建议老年人及其家属不要混用牙杯、牙刷、牙膏等，且应将这些物品分开放置，以免传播口腔疾病。

（3）建议老年人科学摄入糖分。糖分是人体能量的主要来源，但过量摄入糖分也会引发龋病。因此，健康管理人员应建议老年人控制糖分的摄入，并尽量不食用会在口腔内留存较长时间的黏性甜食，如汤圆、年糕、口香糖等。

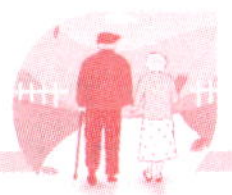

（4）建议老年人每半年进行一次口腔健康检查。定期口腔健康检查能帮助老年人及时发现口腔疾病，以便早期治疗。

（5）建议老年人及时修复缺失牙齿。牙齿缺失易导致咀嚼困难、食物嵌塞、发音不准、面部形态变化等后果，因此，无论老年人缺牙的程度如何，都应建议其及时修复。

（二）手部卫生习惯干预

不良手部卫生习惯会使手部的细菌和病毒增多，从而导致呼吸道感染、消化道感染等。健康管理人员应建议老年人在进餐前、接触不洁物品后等情况下进行手部清洁，具体方法如下。

1. 七步洗手法

七步洗手法（见图 3-9）的操作步骤：先淋湿双手，然后将洗手液均匀涂抹至整个手掌、手背、手指和指缝，并认真揉搓双手至少 15 秒，最后洗净双手并用毛巾擦干。

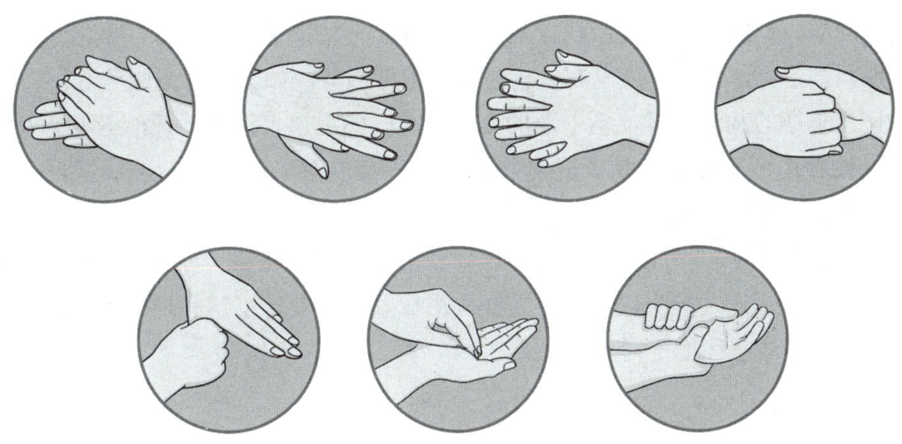

图 3-9　七步洗手法

七步洗手法的具体揉搓步骤如下（步骤不分先后）：

七步洗手法

（1）掌心相对，手指并拢，相互揉搓。

（2）手心对手背，沿指缝相互揉搓，然后交换双手进行。

（3）掌心相对，双手交叉，相互揉搓。

（4）弯曲一只手的手指关节，在另一只手的掌心旋转揉搓，然后交换双手进行。

（5）一只手握住另一只手的大拇指旋转揉搓，然后交换双手进行。

（6）一只手的手指并拢，在另一只手的掌心旋转揉搓，然后交换双手进行。

（7）用一只手揉搓另一只手的手腕、手臂直至肘部，然后交换双手进行。

2. 手部消毒法

手部消毒法的具体操作步骤：取适量免洗手消毒剂置于掌心，均匀涂抹双手，然后按七步洗手法的步骤揉搓 1 分钟。

小贴士

健康管理人员应提醒老年人在洗手和进行手部消毒时注意以下事项：

(1) 要首选流动水，尽量不要用一盆水反复洗手。

(2) 揉搓完毕要彻底将洗手液冲洗干净。

(3) 要定期清洗毛巾，且不要与家属共用毛巾。

(三) 洗浴卫生习惯干预

老年人存在的不良洗浴卫生习惯包括洗浴频率低、使用不干净的洗浴工具、不注重浴室卫生等。健康管理人员可从以下方面对老年人的洗浴卫生习惯进行干预：

(1) 增加洗浴频率。洗浴频率低会使皮肤表面堆积污垢和细菌，进而引发身体出现异味、皮肤感染等问题。健康管理人员应建议老年人家属定期协助老年人洗浴，若老年人行动不便或需要特殊照顾，可建议老年人家属寻求专业的护理服务，如上门助浴服务等。

(2) 使用干净的洗浴工具。不干净的洗浴工具（如毛巾、浴球、花洒等）容易滋生细菌和霉菌，长期使用不干净的洗浴工具会增加老年人皮肤感染的风险，健康管理人员应建议老年人定期清洗、更换洗浴工具。

(3) 注重浴室卫生。不注重浴室卫生也会使浴室中滋生细菌和霉菌，从而对老年人的健康造成威胁。健康管理人员应建议老年人在洗浴后及时清理排水口和地面上的污渍，并打开窗户通风，以确保浴室环境干净、卫生。

(四) 衣物卫生习惯干预

老年人存在的不良衣物卫生习惯包括不经常更换衣物、衣物混洗、衣物没有晾晒充分等。健康管理人员可从以下方面对老年人的衣物卫生习惯进行干预：

(1) 经常清洗衣物。衣物经常与外界环境接触，容易沾染灰尘、细菌等。因此，健康管理人员应建议老年人经常清洗衣物上的污渍，且还应使用消毒液对衣物进行消毒。

(2) 避免衣物混洗。不同家庭成员的衣物上可能存在不同的细菌，且老年人抵抗力较弱，因此健康管理人员应建议老年人不要将自己的衣物与其他家庭成员的衣物混洗，以免交叉感染。此外，应建议老年人不要将贴身衣物与外衣一起清洗。

(3) 充分晾晒衣物。紫外线具有较好的杀菌效果，健康管理人员应建议老年人在清洗完衣物后将衣物充分晾晒，以免细菌在潮湿的衣物上繁殖。

课堂互动

讨论：除上述提到的不良卫生习惯以外，老年人还可能存在哪些不良卫生习惯？如何针对这些不良卫生习惯进行干预？

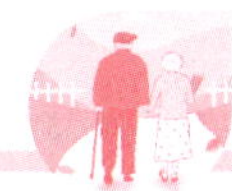

四、睡眠干预

（一）老年人睡眠障碍的诱因

睡眠障碍是常见的困扰老年人的问题。根据表现不同，睡眠障碍可分为四类：①入睡困难，入睡时间超过 30 分钟；②夜间醒来次数超过 3 次；③夜间睡眠总时间小于 5 小时；④早晨醒来时间较以往提前 1 小时以上，且醒后不能再入睡。

老年人睡眠障碍的诱因主要包括以下方面：

（1）生理性原因。随着年龄的增长，老年人中枢神经系统的功能会逐渐衰退，导致睡眠调节功能下降。此外，老年人可能患有心血管疾病、关节炎、阿尔茨海默病、帕金森病等疾病，这些疾病会影响老年人的睡眠质量。

（2）心理性原因。老年人可能会在白天受到心理刺激，产生剧烈的情绪变化，进而出现睡眠障碍。

（3）不良生活习惯。部分老年人白天睡眠时间过长，扰乱了正常的睡眠规律，导致夜间睡眠质量下降。此外，过度饮酒、吸烟、饮用含咖啡因的饮料、睡前剧烈活动、睡前听刺激性较强的音乐等也会导致中枢神经系统兴奋，进而影响睡眠质量。

（4）不良睡眠环境。老年人受到较强的光线刺激或过大的噪声干扰、室内温度过高或过低、生活环境改变等因素也会影响睡眠质量。

（二）老年人睡眠干预方法

1．非药物干预

绝大多数存在睡眠障碍的老年人不需要药物治疗，可以通过改善睡眠习惯和进行心理调适来缓解。健康管理人员可从以下方面对存在睡眠障碍的老年人进行非药物干预：

（1）营造舒适的睡眠环境。建议老年人保持卧室安静、整洁、光线柔和、温湿度适宜、无异味等，同时确保床上用品厚薄适宜、软硬适中、干净整洁，如图 3-10 所示。

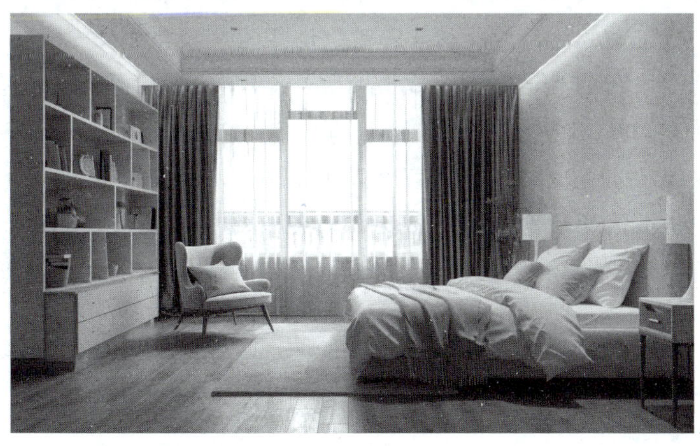

图 3-10　舒适的睡眠环境

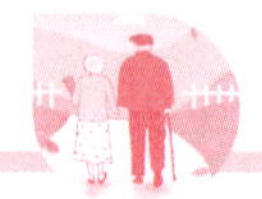

（2）养成良好的睡眠习惯。建议老年人保持规律的作息，将午休时间控制在一个小时以内。同时，建议老年人不要在睡前喝咖啡和浓茶，也不要在睡前长时间使用手机、平板电脑等电子产品。此外，应建议老年人在睡觉时尽量保持右侧卧位。

（3）睡前保持情绪稳定。建议老年人在睡前进行放松活动，如深呼吸、冥想、听轻音乐、阅读等，同时避免在睡前讨论或思考可能引发情绪波动的问题。

（4）积极运动。建议老年人在白天进行适度的有氧运动，如慢跑、快步走等，以促进夜间更快入睡。

（5）积极配合治疗疾病。若老年人患有慢性病，应建议其积极配合医生治疗疾病，以减轻疾病对睡眠质量的影响。

（6）采取中医治疗方法。中医治疗方法包括艾灸、按摩等，对改善睡眠质量有一定的帮助。

2．药物干预

若非药物干预方法不能改善老年人的睡眠质量，健康管理人员可建议老年人遵医嘱服用镇静催眠药。需要注意的是，部分老年人在服用镇静催眠药后会出现困倦、嗜睡、乏力、头晕等不良反应，还会对药物产生依赖性，健康管理人员应建议老年人在服药后尽快卧床休息，且不可长期连续用药。

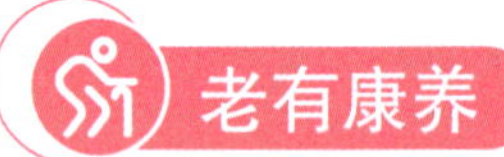

老年人健康讲座点亮“晚安”时光

为进一步做好社区老年人的健康服务工作，促进老年人身心健康，浙江省湖州市吴兴区某社区开展了老年人健康睡眠知识讲座。

在活动现场，讲师以通俗易懂的方式向老年人讲解了健康睡眠的意义、睡眠的黄金时间、睡前注意事项、促进睡眠的小技巧等，并开展了一系列睡眠知识答题小游戏，让老年人在游戏中掌握健康睡眠的知识。同时，讲师还带领老年人一起学跳助眠操，倡导在场的老年人保持良好的生活习惯，如积极参与各种活动、适当锻炼、合理饮食等，以减轻睡眠问题带来的危害。

此次健康知识讲座向老年人普及了健康睡眠知识，增强了老年人的自我保健意识。“接下来，我们将继续开展更丰富、更优质的健康服务活动，将健康知识带进社区，倡导居民健康养老、科学养老，做自己健康的第一责任人。”该社区卫生服务中心站长表示。

（资料来源：《健康讲座进社区 贴心服务暖人心》，吴兴区人民政府门户网站，2023 年 3 月 1 日）

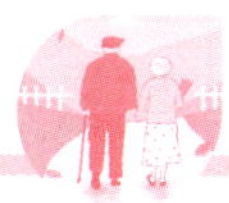

任务实施

对老年人不良行为方式进行干预

任务描述：

为了了解和改善社区老年人的生活方式，某社区的健康管理中心通过走访、线上调查等途径向老年人发放了调查问卷。社区的马爷爷积极响应号召，在问卷中填写了自己的相关信息。以下是马爷爷日常生活中存在的不良行为方式：

（1）马爷爷长期吸烟，吸烟年数为 40 年，每日吸烟支数超过 15 支。马爷爷表示自己有戒烟的意愿，但是尝试过几次都失败了。

（2）马爷爷每日仅在晨起时刷牙一次，且饭后没有漱口的习惯。

（3）马爷爷喜欢在水盆里洗手，且每次洗手时仅揉搓 5 秒。

（4）马爷爷洗浴用的毛巾、浴球等物品每两年更换一次。

（5）马爷爷经常将贴身衣物与袜子一起清洗。

（6）马爷爷患有关节炎，经常在夜间感到疼痛，导致睡眠质量较差，且马爷爷经常在睡前饮用浓茶。

健康管理人员在了解到马爷爷的生活方式后，打算对马爷爷的生活方式进行干预。请帮助健康管理人员提出干预措施。

实施流程：

（1）2～3 名学生一组，根据马爷爷存在的不良生活方式，提出有针对性的干预措施。

（2）小组成员在课堂上展示自己的成果，主讲教师对小组成员的表现进行点评。

学习成果自测

1. 填空题

（1）完整的健康危险因素干预流程包括____________________、____________________、____________________三个阶段。

（2）健康管理人员应建议老年人尽可能食用多种动物性食物，摄入总量应达到每日____________ g。

（3）一般情况下，早餐、午餐、晚餐的宏量营养素需要量的占比分别为____________，____________，____________。

（4）____________________是常见的卧位平衡训练的方式。

（5）慈悲冥想训练包含 15 分钟的________________和 30 分钟的________________。

（6）健康管理人员应建议老年人在睡觉时尽量保持______________位。

2. 选择题

（1）在过程评价常用的指标中，干预活动执行率=（　　）。

A.（参与某种干预活动的人数）÷（目标人群总人数）×100%

B.（干预活动实际覆盖率）÷（干预活动预期覆盖率）×100%

C.（某时段已执行的干预活动数量）÷（某时段应执行的干预活动数量）×100%

D.（老年群体中知晓某种疾病防治知识的人数）÷（被调查的老年人总数）×100%

（2）下列关于对老年人进行膳食干预的方法，不正确的是（　　）。

A. 建议老年人每日摄入 300～400 mL 液态奶或蛋白质含量相当的奶制品

B. 建议老年人或其家属多采用蒸、炸、炒、烩、烧、焖等烹饪方法

C. 建议老年人食用豆腐、豆浆、豆腐干等易咀嚼、易消化的大豆制品

D. 建议老年人定期测量体重，并判断体重波动是否合理

（3）下列属于适合老年人上肢抗阻训练的是（　　）。

A. 靠墙俯卧撑　　B. 桥式运动

C. 提踵　　D. 侧抬腿

（4）下列关于对老年人进行心理干预的说法，正确的是（　　）。

A. 社区团体干预是利用音乐对有心理问题的患者进行治疗的一种方法

B. 建议老年人在聆听激烈音乐的过程中进行慈悲冥想，以达到更好的干预效果

C. 合理的膳食对于提高情绪稳定性和认知功能没有帮助

D. 慈悲冥想训练可以帮助老年人减少对日常烦恼的关注和担忧

（5）下列关于对老年人进行卫生习惯干预方法的说法，不正确的是（　　）。

A. 建议老年人早晚刷牙，饭后漱口

B. 建议老年人在清洗完衣物后将衣物充分晾晒

C. 建议老年人定期更换洗浴工具

D. 若老年人少量缺牙，可建议其不用修复牙齿

（6）下列不属于睡眠障碍表现的是（　　）。

A. 入睡困难，入睡时间超过 30 分钟

B. 夜间醒来次数超过 3 次

C. 早晨醒来时间较以往提前 1 小时以上，但醒后可以再入睡

D. 夜间睡眠总时间小于 5 小时

3. 简答题

（1）简述老年人坐位动态平衡训练的方法。

（2）简述防止已戒烟老年人复吸的干预方法。

（3）简述对经常饮酒的老年人进行饮酒干预的方法。

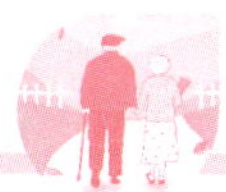

学习成果评价

请进行学习成果评价，并将评价结果填入表 3-6 中。

表 3-6　学习成果评价表

班级		组号		日期	
姓名		学号		主讲教师	
项目名称	老年人健康危险因素干预				
评价项目	评价内容			分值	评分
理论知识 30%	老年人健康危险因素干预的流程			6	
	低龄和中龄老年人膳食干预、高龄老年人膳食干预和老年人营养食谱编制			6	
	老年人抗阻训练、平衡训练、步态训练的意义、方式和强度			6	
	常见的老年人心理问题和老年人心理干预方法			6	
	老年人吸烟干预、饮酒干预、卫生习惯干预和睡眠干预			6	
实践技能 50%	能够对低龄和中龄老年人、高龄老年人进行膳食干预			8	
	能够为老年人编制营养食谱			9	
	能够对老年人进行运动干预			8	
	能够对老年人进行心理干预			8	
	能够对老年人进行吸烟、饮酒、卫生习惯和睡眠干预			9	
	能够评估老年人对烟草的依赖程度			8	
综合素养 20%	遵守课堂纪律，积极回答问题			5	
	养成细致、专注、严谨的学习态度			5	
	传承中华传统美德，践行尊老爱老理念			5	
	深化对老年人健康管理的认识，致力于实践创新与行业发展			5	
合计				100	
自我评价					
教师评价					

项目四
慢性病老年患者健康管理

项目引言

随着老龄化程度的加深，慢性病已成为影响老年人健康状况与生活质量的重要因素之一。慢性病不仅会给老年人带来身体上的痛苦，还会对其心理状态、经济状况等造成较大影响。因此，为慢性病老年患者提供科学、系统、人性化的健康管理服务至关重要。本项目主要介绍高血压病老年患者、糖尿病老年患者、冠心病老年患者、缺血性脑卒中老年患者、慢性阻塞性肺疾病老年患者、骨关节炎老年患者健康管理的方法。

知识目标

- 熟悉高血压病老年患者健康管理的方法。
- 熟悉糖尿病老年患者健康管理的方法。
- 熟悉冠心病老年患者健康管理的方法。
- 熟悉缺血性脑卒中老年患者健康管理的方法。
- 熟悉慢性阻塞性肺疾病老年患者健康管理的方法。
- 熟悉骨关节炎老年患者健康管理的方法。

素质目标

- 尊重慢性病老年患者的需求，具备同理心和人文关怀精神。
- 培养对中医药文化的深刻理解与认同，能够意识到中医药文化在慢性病老年患者健康管理中的重要性，并努力为实现中医药文化的传承与繁荣贡献力量。

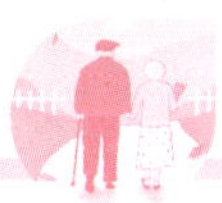

任务一　高血压病老年患者健康管理

情景导入

郭爷爷今年68岁，患有高血压病，需要长期服用降压药。两个月前的某天，郭爷爷突然感觉头晕目眩、心慌冒汗，家属立即将郭爷爷送到了医院，医生发现郭爷爷的血压较正常人低了很多。在医生的询问下，郭爷爷说自己这两天发现血压有点高，就加大了降压药的剂量，原本是想要降低血压，没想到造成了身体的严重不适。医生告诉郭爷爷，降压药不能过量服用，一旦血压降得过低，就可能导致心率加快、心慌气短，严重时还会导致意识模糊、昏迷。

为了维护郭爷爷的身体健康，避免再次发生类似的危险事件，郭爷爷的家属带领其来到健康管理中心，希望健康管理人员能够帮助郭爷爷养成良好的生活习惯，使其健康、科学地生活。健康管理人员首先对郭爷爷的健康状况进行了仔细评估，然后根据郭爷爷生活中存在的健康危险因素对其进行了健康风险评估，最后为郭爷爷制订了详细的健康危险因素干预方案。

在接受了一段时间的健康管理服务后，郭爷爷意识到了自己之前存在很多不健康的生活习惯，并表示在之后的生活中一定会认真听取医生和健康管理人员的建议，对自己的健康负责。

思考：

（1）高血压病老年患者健康管理的流程是什么？

（2）健康管理人员应如何对高血压病老年患者进行健康管理？

若健康管理人员为老年人测量血压时，或老年人在家中自测血压时，发现收缩压的平均值大于等于135 mmHg和（或）舒张压的平均值大于等于85 mmHg，则该老年人可能患有高血压病，健康管理人员应建议其前往医院做进一步检查。若老年人被确诊患有高血压病，健康管理人员应按照以下步骤为其提供健康管理服务。

认识高血压病

一、高血压病老年患者健康监测

高血压病老年患者可能会出现血压波动大、用药不合理、生活方式不规律等情况，健康监测是为了全面、持续地采集其血压水平、用药情况、生活方式等信息，以便为后续的健康管理流程提供依据。高血压病老年患者健康监测的内容包括健康状况监测、用药情况监测等。

（一）健康状况监测

健康管理人员应定期为高血压病老年患者测量血压。若老年患者可以自己使用血压计或其他可监测血压的健康监测设备，健康管理人员应定期随访，记录老年患者的血压水平。若老年患者血压不稳定，或处于高血压病初始治疗阶段、调整治疗方案阶段，健康管理人员应为（或建议）老年患者每天早晚各测量一次血压；若老年患者的血压较为平稳，健康管理人员应为（或建议）老年患者每周测量一次血压（应在服用降压药前测量）。

健康管理人员还应了解高血压病老年患者患高血压病的时长、最高血压值，有无甲状腺功能异常、血脂异常，是否患有缺血性心血管疾病、恶性肿瘤、肾脏疾病、糖尿病等。

此外，对于体力活动能力下降的高血压病老年患者和高龄高血压病老年患者，健康管理人员应了解其是否患有衰弱。这是因为，患有衰弱的高血压病老年患者可能会出现体位性低血压（人体突然由卧位转为站位或长时间站立后引起的低血压，可能会伴有全身无力、恶心、头痛、头晕及视物模糊等症状），进而增加跌倒的风险。因此，若高血压病老年患者患有衰弱，健康管理人员应格外关注其跌倒问题。评估老年人是否患有衰弱的常用工具为 FRAIL 衰弱评估量表，如表 4-1 所示。

表 4-1　FRAIL 衰弱评估量表

评估指标		评分标准	
		0 分	1 分
疲乏情况	是否在过去 4 周内的大部分时间或所有时间内感到疲乏	否	是
上楼梯情况	是否在不用任何辅助器具或无人帮助的情况下，不间断地上一层楼较困难	否	是
步行情况	是否在不用任何辅助器具或无人帮助的情况下，走完 100 m 较困难	否	是
患病情况	是否患有以下疾病中的 5 种及以上：高血压病、糖尿病、脑卒中、恶性肿瘤（微小皮肤癌除外）、充血性心力衰竭、哮喘、关节炎、慢性肺病、肾脏疾病、冠心病	否	是
体重下降情况	是否在一年或更短时间内体重下降 5%及以上	否	是
总得分：________ 若总得分为 2 分以上，则可初步诊断该老年人患有衰弱；若总得分为 1～2 分，则可诊断该老年人处于衰弱前期；若总得分为 0 分，则该老年人不患有衰弱			

（二）用药情况监测

高血压病老年患者大多需要长期服用降压药，健康管理人员需要了解其服用药物的种类、服药时间、服药后的不良反应、药物疗效、药物依从性等。

（三）其他方面监测

高血压病老年患者的病情受钠元素摄入量、脂肪摄入量、运动情况等因素的影响，因此，健康管理人员需要重点了解其每日钠元素摄入量、每日脂肪摄入量、每日运动量与运动项目等。

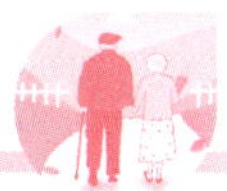

二、高血压病老年患者健康风险评估

（一）缺血性心血管疾病风险评估

血压水平与缺血性心血管疾病发病风险之间存在密切的关系。对于高血压病老年患者，健康管理人员应对其患缺血性心血管疾病的风险进行评估（评估方法可参考项目二任务二）。

（二）低血压风险评估

高血压病老年患者可能会出现体位性低血压或餐后低血压（用餐后 2 小时内收缩压下降 20 mmHg 以上，或收缩压由餐前大于等于 100 mmHg 降至餐后小于 90 mmHg），因此，健康管理人员应仔细了解老年患者的低血压史、饭后血压水平等，以评估其发生低血压的风险。

（三）高血压肾病风险评估

高血压肾病是由长期血压增高引起肾脏结构和功能受损的疾病，是常见的慢性肾脏疾病之一。若高血压病老年患者血压控制不良、有肾脏疾病家族史、肾功能指标异常等，则其患高血压肾病的风险较高。因此，健康管理人员应仔细了解老年患者的血压控制情况、肾脏疾病家族史、肾功能指标等。

三、高血压病老年患者健康危险因素干预

（一）膳食干预

健康管理人员可采取以下措施对高血压病老年患者进行膳食干预：

（1）建议高血压病老年患者严格控制钠元素的摄入量。钠元素摄入量过多可能会导致老年患者血压升高，因此，健康管理人员应建议其每日盐分的摄入量小于 5 g，同时应建议其尽量不食用腐乳、腊肉、咸菜、卤菜等过咸的食物，且在烹饪时少放味精、鸡精、酱油等调料。若高血压病老年患者同时患有缺血性脑卒中，则应建议其每日盐分的摄入量小于 3 g。

（2）建议高血压病老年患者适当增加钾元素的摄入量。钾元素的摄入可以促进肾脏排钠，从而降低血压，因此，健康管理人员应建议老年患者多食用富含钾元素的食物，如香蕉、菠菜、土豆等。但对于患有高血压肾病的老年患者来说，健康管理人员应建议其每日钾元素的摄入量不要超过 2 000 mg。

（3）建议高血压病老年患者每日食用多种蔬菜、水果、豆制品、粗粮、肉类食物等，同时减少脂肪的摄入量。

（二）运动干预

对于高血压病老年患者来说，运动可以提高心肺耐力，增加血管弹性，减轻体重，对降低血压十分有帮助。健康管理人员应建议老年患者多进行中低强度的有氧运动，并建议其每周运动次数大于等于 5 次，每次运动时间大于等于 30 分钟。但高血压病老年患者在运动时容

易出现意外状况，健康管理人员可采取以下措施对其进行运动干预：

（1）健康管理人员应告知高血压病老年患者，若在运动时出现头晕、头痛、胸闷、胸痛、心慌、乏力等症状，应立即停止运动并原地休息，若有条件，应监测血压和心率。

（2）健康管理人员应建议高血压病老年患者不要进行需要憋气和强爆发力的运动，如俯卧撑、仰卧起坐、引体向上等，以免造成血压升高。

（3）健康管理人员应建议高血压病老年患者不要进行需要频繁转换体位和长时间头部朝下的运动，以免导致头晕、眼花甚至晕倒。

（4）若高血压病老年患者在某段时间内血压波动较大，或有明显的心律失常、不稳定型心绞痛等，健康管理人员应建议其不要在这段时间内运动。

（三）用药干预

对于高血压病老年患者来说，长期坚持规律服药是十分重要的。然而，有很多老年患者药物依从性较差，如擅自增减药量、忘记服药、未在规定时间内服药等。因此，健康管理人员应建议老年患者严格遵照医嘱服用降压药，并密切观察自己是否在服药后出现不良反应。若老年患者的不良反应较为严重，健康管理人员应建议其及时将情况反馈给医生。

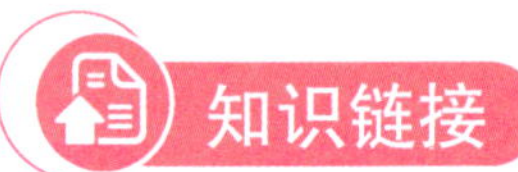

高血压病老年患者常用降压药及其不良反应

高血压病老年患者常用的降压药主要分为五类，下面简要介绍这五类降压药及其不良反应。

（1）利尿剂。利尿剂通过促进尿液排出，减少体内钠元素的含量，从而降低血压，其不良反应包括低钾血症、高血糖等，因此服用剂量不宜过大。健康管理人员可建议高血压病老年患者在服药后多食用富含钾元素的食物。

（2）钙通道阻滞剂。钙通道阻滞剂通过阻止钙离子进入细胞，降低心肌和血管平滑肌的收缩力，从而起到降低血压的作用，对高血压病老年患者、单纯收缩期高血压病患者尤为适用。它的不良反应包括头痛、水肿、面色潮红、便秘等，部分老年患者在服药后还会出现体位性低血压，健康管理人员应叮嘱老年患者在服药后缓慢变换体位。

（3）血管紧张素转换酶抑制剂。血管紧张素转换酶抑制剂不仅降压效果显著，而且能改善心脏功能，保护肾脏，其不良反应是咽部发痒和刺激性干咳。若高血压病老年患者不良反应症状较轻，可建议其持续观察。少数老年患者会出现高血钾、皮疹等症状，健康管理人员可建议其避免食用过多富含钾元素的食物。

（4）血管紧张素Ⅱ拮抗剂。血管紧张素Ⅱ拮抗剂主要用于高血压病、肾脏疾病和心力衰竭等疾病的治疗。部分高血压病老年患者在服药后会出现高血钾、头晕等症状。

（5）β-受体阻滞剂。β-受体阻滞剂适用于伴有心动过速、心绞痛、慢性心力衰竭的高血压病老年患者。老年患者在服药后可能会出现心动过缓、乏力、倦怠、头痛、嗜睡等症状。

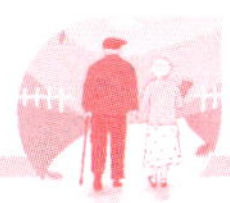

（四）其他干预

除了上述干预方式以外，健康管理人员还可对高血压病老年患者进行以下干预：

（1）心理干预。情绪波动易导致血压波动，健康管理人员应经常与高血压病老年患者沟通，倾听老年患者的心声，引导老年患者释放情绪，如建议老年患者经常深呼吸、参加户外活动（见图 4-1）、聆听舒缓的音乐等；同时，健康管理人员应建议老年患者不看或少看容易导致兴奋、激动的电视节目，不玩惊险的娱乐项目，以免引起交感神经兴奋，导致血压升高。

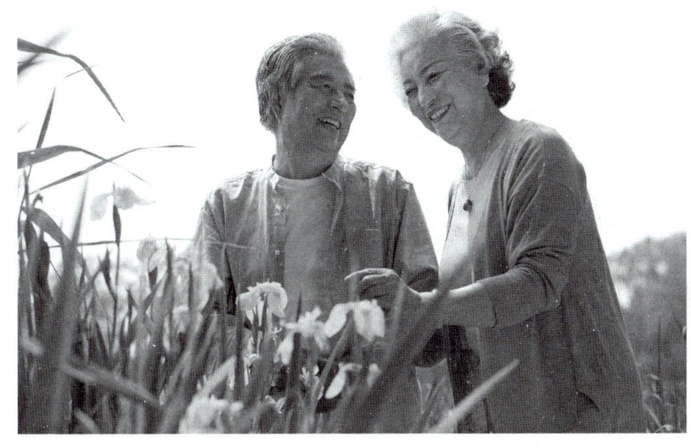

图 4-1　老年人参加户外活动

（2）吸烟饮酒干预。长期吸烟和大量饮酒会导致血压升高，也会显著增加患其他心血管疾病的风险。因此，健康管理人员应建议高血压病老年患者戒烟限酒。

（3）保暖干预。血压会随着气温的变化而变化。通常情况下，当气温较低时，血管会在低温的刺激下收缩，使得血液流动的阻力增加，导致血压升高。老年人对寒冷的适应能力和对血压的调控能力较差，使得血压波动幅度较大，因此，健康管理人员应建议高血压病老年患者在冬季注意防寒保暖。

（4）睡眠干预。长期睡眠障碍会导致血压升高，健康管理人员应对有睡眠障碍的高血压病老年患者进行睡眠干预，如建议老年患者将午休时间控制在一个小时以内、在白天进行适度的有氧运动等，以改善睡眠质量。

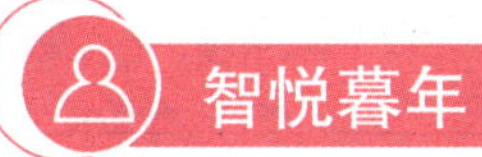

智悦暮年

智慧守护，血压无忧

敬老爱老，善德之始。为进一步弘扬中华民族敬老、爱老的优良传统，浙江省宁波市宁海县民政局组织志愿者在某居家养老服务中心开展智慧助老志愿服务活动，鼓励老年人积极参与各项智慧养老服务项目。

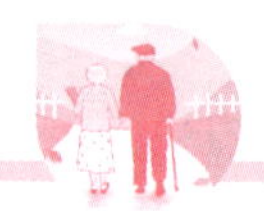

活动现场，志愿者们充分利用该居家养老服务中心的智慧养老系统，通过开展自助式健康体检、“手把手”智慧助老教学等活动，为老年人详细讲解智慧养老系统的使用方法。“现在的科技真是不得了，机器人都能当医生给我做检查了，真厉害！”一位老爷爷在做完智能体检之后赞叹不已。

志愿者们还为老年人提供了智能血压检测、健康咨询等服务。许多老年人围在志愿者身边，积极配合测量血压并询问相关健康知识。志愿者耐心地为老年人测量了血压，同时不忘用通俗易懂的语言为老年人讲解高血压病的注意事项，叮嘱他们注意日常作息、饮食习惯等，以便有效地控制血压，保持身体健康。老年人测完血压后坐在一起聊天，其中一位老年人说道：“现在的志愿活动真不错，我们最关心血压高、血糖高这些问题，有了智能血压检测服务就太方便了，希望以后能多组织一些这样的活动！”

本次志愿服务让广大老年人体验了养老服务中心丰富的智慧养老服务项目，帮助老年人跨越“数字障碍”，乐享智慧养老生活。

（资料来源：《智慧体检测血压，志愿服务很贴心》，宁海县人民政府官网，2022 年 11 月 30 日）

任务实施

制订高血压病老年患者健康管理方案

任务描述：

为响应国家号召，某社区卫生服务中心免费为社区老年人提供健康管理服务。社区的张奶奶来到卫生服务中心，健康管理人员小赵热情接待了张奶奶。经过初步了解，小赵得知张奶奶患有高血压病，便将张奶奶列入高血压病老年患者健康管理服务体系中，并打算为其制订一份高血压病老年患者健康管理方案，如表 4-2 所示。小赵列出了健康监测结果记录和健康风险评估结果，请根据张奶奶的具体情况完善健康危险因素干预方法。

表 4-2　张奶奶健康管理方案

健康监测结果记录	基本信息	张××，今年 75 岁，患有高血压病
	健康状况	（1）患高血压病 5 年，有冠心病史，总胆固醇偏高，甲状腺功能正常，无肾脏疾病、肿瘤、糖尿病等 （2）可以自己测量血压，平均两天测量一次，血压较为平稳 （3）FRAIL 衰弱评估得分为 2 分
	用药情况	（1）需要长期服用硝苯地平片（钙通道阻滞剂），在服药后会出现体位性低血压 （2）经常忘记服药
	其他方面	（1）爱吃腊肉 （2）运动量不足（每周仅运动 30 分钟） （3）情绪偶尔低落，有轻微睡眠障碍

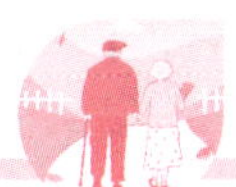

续表

健康风险评估结果	缺血性心血管疾病风险评估结果	未来 10 年内患缺血性心血管疾病的概率为 7.3%
	低血压风险评估结果	高风险
	高血压肾病风险评估结果	低风险
健康危险因素干预方法	膳食干预	
	运动干预	
	用药干预	
	其他干预	

实施流程：

（1）2～3 名学生一组，完善张奶奶健康管理方案中的健康危险因素干预方法，并将其填写在表 4-2 中。

（2）小组成员在课堂上展示自己的成果，主讲教师对小组成员的表现进行点评。

任务二　糖尿病老年患者健康管理

情景导入

某小区有十多户空巢老年人，为了了解这些老年人的健康状况，并为他们提供个性化的健康管理服务，社区卫生服务中心派健康管理人员小王进行入户走访。

小区 1 栋的张奶奶患有糖尿病，子女常年不在家中，她只能每天自己注射胰岛素。小王在入户走访时了解到，张奶奶饮食结构非常单一，每天也没有什么娱乐活动，经常郁郁寡欢。更重要的是，小王发现张奶奶每天注射胰岛素的部位出现了硬结，小王立刻意识到这是由长期在同一位置注射胰岛素造成的。小王耐心地向张奶奶介绍了注射胰岛素的正确方法，还建议张奶奶要养成健康的生活习惯。同时，为了确保张奶奶能够听得进、听得懂，小王将专业术语通俗化，用张奶奶能够接受的方式耐心地讲解。同时，小王还经常上门与张奶奶聊天，解开她的心结，减轻她的孤独感。

一段时间以后，张奶奶的生活方式发生了很大的转变，邻居都表示，张奶奶精气神好了很多，人也开朗起来了。

思考：

健康管理人员应如何对糖尿病老年患者进行健康管理？

若健康管理人员为老年人测量血糖时，或老年人在家中自测血糖时，发现空腹血糖大于等于 7.0 mmol/L，或随机血糖大于等于 11.1 mmol/L，或老年人出现了糖尿病老年患者的典型症状，如多饮、多尿、多食、不明原因体重下降等，则该老年人可能患有糖尿病，健康管理人员应建议老年人前往医院做进一步检查。若老年人被确诊患有糖尿病，健康管理人员应按照以下步骤为其提供健康管理服务。

一、糖尿病老年患者健康监测

糖尿病老年患者健康监测的内容包括健康状况监测、用药情况监测等。

（一）健康状况监测

健康管理人员应定期为糖尿病老年患者测量血糖。若老年患者可以自己使用血糖仪，健康管理人员应定期随访，记录老年患者的血糖水平。对于血糖控制较好的老年患者，随访的间隔时间可以较长；但对于血糖控制不佳、使用胰岛素治疗、近期有低血糖发生等的老年患者，健康管理人员应增加随访频率。

测量血糖的频率应根据糖尿病老年患者的治疗方案来确定。对于使用基础胰岛素治疗的老年患者，健康管理人员可建议其每周选择 3 天测量空腹血糖，每 2～4 周加测空腹、三餐两小时后及睡前共 5 个时间点的血糖；对于使用预混胰岛素治疗的老年患者，健康管理人员可建议其每周选择 3 天测量空腹血糖和晚餐前血糖，加测事项同前；对于使用非胰岛素治疗的老年患者，健康管理人员可建议其每 1～2 周选择 3 天测量餐前与用餐两小时后的血糖（如周一测量早餐前后血糖，周三测量午餐前后血糖，周六测量晚餐前后血糖）。

小 贴 士

正常人体分泌的胰岛素包括基础胰岛素和餐时胰岛素，这两部分胰岛素分泌量大约各占 50%。对于糖尿病患者来说，注射外源性基础胰岛素可以模拟生理性胰岛素分泌的过程，以达到控制血糖的目的。

预混胰岛素是由短效胰岛素和中效胰岛素按一定的比例混合而成的胰岛素，可同时提供基础胰岛素和餐时胰岛素。

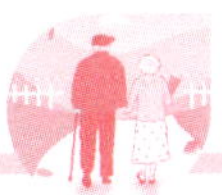

除了监测血糖水平以外，健康管理人员还应建议糖尿病老年患者每三个月前往门诊检测一次糖化血红蛋白。同时，健康管理人员还应了解老年患者患糖尿病的时长、最高血糖值，有无甲状腺功能异常、血脂异常，是否患有心血管疾病、恶性肿瘤、肾脏疾病等。

（二）用药情况监测

糖尿病老年患者大多需要长期用药，健康管理人员需要了解其所用药物种类、用药时间、用药后的不良反应、药物疗效、药物依从性、是否需要他人协助注射胰岛素等。

（三）其他方面监测

糖尿病老年患者的病情受糖分摄入量、运动情况等因素的影响，因此，健康管理人员需要重点了解老年患者每日糖分的摄入量、运动时间、运动后的血糖水平等。

二、糖尿病老年患者健康风险评估

（一）心血管疾病风险评估

研究表明，糖尿病患者患心血管疾病的风险是非糖尿病患者的数倍。对于糖尿病老年患者，健康管理人员应对其患各类心血管疾病的风险进行评估。例如，健康管理人员可对糖尿病老年患者患缺血性心血管疾病的风险进行评估（评估方法可参考项目二任务二）。

（二）骨折风险评估

对于糖尿病老年患者来说，降糖治疗会影响骨代谢和骨密度，从而导致老年患者骨折的风险增加。健康管理人员应了解老年患者是否发生过低血糖、是否夜尿增多、是否视力下降、是否出现骨密度下降等，以评估其骨折风险。

（三）低血糖风险评估

糖尿病老年患者由于使用降糖药物，发生低血糖的风险较高（尤其是运动后）且低血糖感知能力较差。因此，健康管理人员应了解老年患者用药时间与运动时间的间隔、使用的药物是否容易导致低血糖等，以评估其发生低血糖的风险。

三、糖尿病老年患者健康危险因素干预

（一）膳食干预

健康管理人员应建议糖尿病老年患者控制每日糖分的摄入量，且保证饮食清淡、营养均衡。同时，健康管理人员应建议老年患者做到定时定量进餐，尽量少食多餐（每天 3～6 餐），以防止进食量过多而加重胰腺负担，或进食量过少而引起低血糖。

在食物种类方面，健康管理人员应建议糖尿病老年患者尽量食用血糖生成指数较低的食物，如全谷物、杂豆类食物等主食，草莓、蓝莓、柠檬（见图 4-2）、柚子等水果；同时，健

康管理人员应建议老年患者不要食用果酱、水果罐头、糕点等甜腻的食物，也不要食用油腻辛辣的食物。

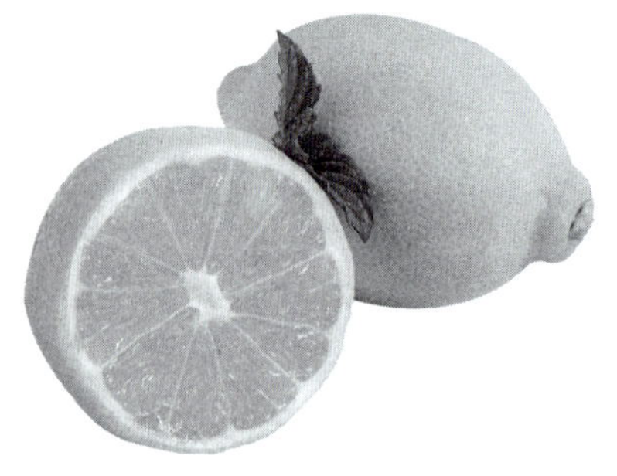

图 4-2 柠檬

糖尿病老年患者的饮食误区

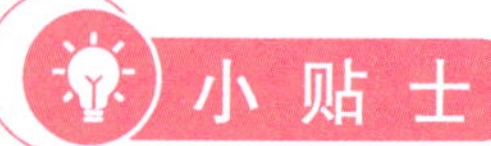

血糖生成指数是一项衡量食物引起餐后血糖反应的指标，食物的血糖生成指数值越低，在食用后人体血糖升高的程度就越低。但值得注意的是，某种食物的血糖生成指数较高并不代表糖尿病老年患者不能食用该种食物。例如，西瓜的血糖生成指数较高，但少量食用西瓜并不会对血糖水平造成太大的影响。因此，健康管理人员应建议糖尿病老年患者综合考虑食物的血糖生成指数和摄入量，在控制血糖水平的同时确保营养均衡。

课堂互动

何爷爷今年 71 岁，患有糖尿病 5 年。何爷爷认为，因为糖尿病患者不能过多食用甜食，所以可以多食用不甜的食物（如油条、米饼等）。

讨论：何爷爷的认知是否正确？理由是什么？

（二）运动干预

运动可以消耗能量，增强骨骼肌细胞对葡萄糖的摄取能力，使血糖平稳，因此，健康管理人员应建议糖尿病老年患者进行长期的、有规律的运动。健康管理人员可以从以下几个方面对糖尿病老年患者进行运动干预：

1．运动的时间

健康管理人员可建议糖尿病老年患者在用餐一小时后运动。因为这段时间内食物消化、吸收得较快，血糖值会明显升高，而运动可以促进糖分的分解代谢，防止血糖波动幅度较大。健康管理人员可建议老年患者根据自己的血糖水平选择在早餐、午餐或晚餐后运动。例如，若老年患者在午餐后血糖值较高，可建议其在午餐后运动。

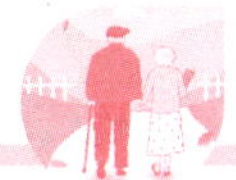

2．运动的强度和方式

健康管理人员可建议糖尿病老年患者选择中低强度的有氧运动，如散步、打太极拳、做八段锦、跳广场舞等。此外，健康管理人员应建议老年患者每周运动尽量不少于 3 次，每次运动的时间以 30 分钟为宜（可根据身体素质适当调整）。

3．运动的注意事项

健康管理人员应建议糖尿病老年患者在运动前充分热身，避免剧烈运动，在运动后进行拉伸锻炼；同时，健康管理人员应告知老年患者，若在运动中出现头昏、心慌、乏力、手抖等症状，则可能为低血糖反应，应立即停止运动，并食用一些含糖食品，如糖果、糕点等；此外，健康管理人员应建议老年患者在运动后不要立即沐浴，应将身上的汗水擦干，待心率恢复正常后再沐浴。

（三）用药干预

对于需要用药的糖尿病老年患者，健康管理人员应告知其一定要严格遵照医嘱用药。若老年患者需要注射胰岛素，健康管理人员应告知老年患者或其家属注射胰岛素的方法和注意事项，以免操作不当对老年患者的健康造成影响。

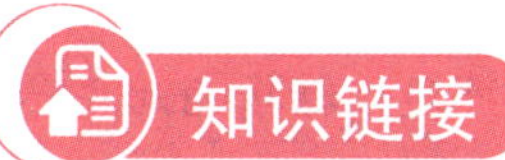

知识链接

注射胰岛素的方法和注意事项

错误的胰岛素注射方法会导致治疗效果不佳、患者出现疼痛等问题，健康管理人员应从以下几个方面告知糖尿病老年患者或其家属注射胰岛素的方法和注意事项。

1．注射部位

健康管理人员应建议糖尿病老年患者或其家属选择皮下脂肪丰富、血管分布少、易于操作的部位（如腹部、大腿、上臂和臀部）注射胰岛素。

2．注射手法

进针方式有垂直进针和倾斜 45°进针两种。若针头长度为 4 mm 或 5 mm，健康管理人员可建议糖尿病老年患者或其家属直接采用垂直进针的方式，但若老年患者特别消瘦或在臀部注射时，应建议老年患者或其家属采用捏皮注射的方法，必要时也可采用倾斜 45° 进针的方式。捏皮注射可防止胰岛素注射入肌肉中，健康管理人员应建议老年患者或其家属用拇指、食指和中指捏起皮肤，而不应将皮下组织与肌肉组织一起捏起，也不应将皮肤紧紧捏起从而引起皮肤发白或疼痛，如图 4-3 所示。

若针头长度大于等于 6 mm，一般都需要捏皮注射。对于较为肥胖的糖尿病老年患者，健康管理人员应建议老年患者或其家属采用捏皮并垂直进针的方式；对于其他体型的老年患者，健康管理人员应建议老年患者或其家属采用捏皮并倾斜 45°进针的方式。

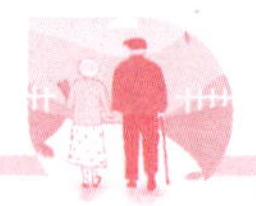

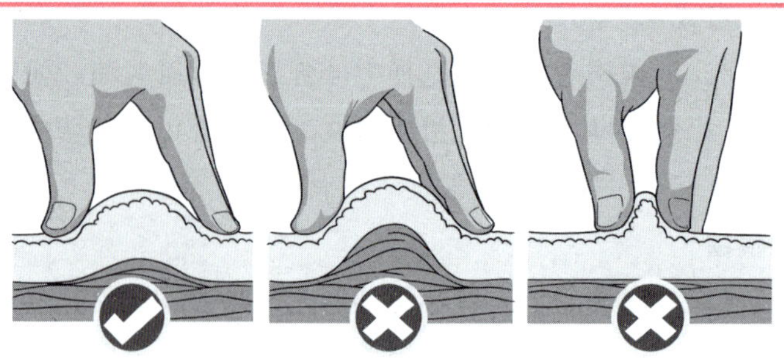
图 4-3　捏皮的手法

3．轮换方法

为避免经常在同一部位注射胰岛素而导致该部位皮下脂肪增生，甚至产生硬结，进而导致药物吸收率下降，健康管理人员应建议糖尿病老年患者或其家属采用轮换方法注射胰岛素。轮换方法包括大轮换和小轮换。

大轮换是指不同注射部位之间的轮换。例如，若某糖尿病老年患者一天需要注射四次胰岛素（三餐前和睡前），健康管理人员可建议老年患者或其家属分别选择腹部、上臂、大腿、臀部进行注射。

小轮换是指同一注射部位内的轮换。以腹部为例，健康管理人员可建议糖尿病老年患者或其家属将腹部注射部位分为四个等分区域，每周使用一个等分区域来注射胰岛素，并按顺时针方向进行轮换。此外，在同一个等分区域进行注射时，连续两次注射的部位应间隔 1 cm。

（四）其他干预

除了上述干预方式以外，健康管理人员还可对糖尿病老年患者进行以下干预：

（1）心理干预。很多糖尿病老年患者需要长期控制饮食、监测血糖、注射胰岛素等，且会产生抵触情绪。健康管理人员应鼓励老年患者倾诉心中的苦闷，为老年患者提供病情好转的案例，以增强老年患者的信心。此外，健康管理人员还可以鼓励老年患者与糖尿病病友交流，以获得更多的糖尿病治疗经验，从而提高治疗糖尿病的积极性。

（2）吸烟饮酒干预。吸烟会增加糖尿病并发症发生的风险；酒精会损害胰腺，损伤胰岛功能，降低糖尿病患者的血糖调节能力。因此，健康管理人员应建议糖尿病老年患者戒烟限酒。

（3）睡眠干预。长期睡眠不足会导致血糖波动幅度较大，健康管理人员应建议糖尿病老年患者保证睡眠充足。

（4）若糖尿病老年患者有骨折风险，健康管理人员应建议其补充钙元素和维生素 D，并提醒其在走路、沐浴、上楼梯、变换体位时多加小心，以免跌倒事件的发生。

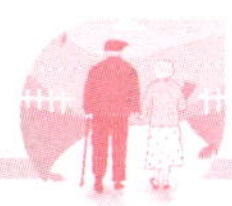

任务实施

修改糖尿病老年患者健康管理方案

任务描述：

鲁爷爷今年 72 岁，患有糖尿病。与鲁爷爷签约的健康管理人员小王了解到，鲁爷爷患糖尿病 3 年了，每天需要家属帮忙注射两次预混胰岛素。小王注意到鲁爷爷的家属经常在同一部位为鲁爷爷注射胰岛素，注射部位已出现硬结。同时，小王还了解到鲁爷爷近来爱吃甜食，如糕点、水果罐头等，且喜欢在每天晚饭前出门散步。此外，小王还为鲁爷爷进行了心血管疾病风险、骨折风险和低血糖风险评估，结果显示鲁爷爷有较高的低血糖风险。根据了解到的信息和评估结果，小王为鲁爷爷制订了以下健康管理方案：

（1）建议鲁爷爷每周测量一次空腹血糖。

（2）为鲁爷爷及其家属讲解注射胰岛素的正确方法，如注射手法、轮换方法等。

（3）建议鲁爷爷少食或不食甜食，可以通过摄入大量水果来替代，如香蕉、西瓜、哈密瓜等，以补充维生素。

（4）建议鲁爷爷将每天出门散步的时间改为晚餐一小时后，同时可增加一些剧烈运动，如跳绳、快跑等，以更好地促进骨骼肌细胞对葡萄糖的摄取能力。

（5）建议鲁爷爷随身携带糖果，以便在低血糖时可以及时提高血糖值。

请修改该健康管理方案中不合理的地方。

实施流程：

（1）2～3 名学生一组，仔细阅读小王制订的健康管理方案。

（2）小组成员找出小王制订的健康管理方案中不合理的地方，对其进行修改并说明理由。

（3）小组成员在课堂上展示自己的成果，主讲教师对小组成员的表现进行点评。

任务三　冠心病老年患者健康管理

情景导入

孟爷爷今年 69 岁，患有冠心病，性格比较急躁，平时在情绪激动时会有轻微的心绞痛，需要休息或服药才能缓解；并且，孟爷爷日常的饮食习惯也很不健康，如爱吃油腻的食物、不爱吃粗粮等。半个月前，孟爷爷参加了一场社区健康管理中心组织的以冠心病为主题的知识讲座。孟爷爷在讲座中学到了很多针对冠心病老年患者的保健知识，并意识到了自己在生活中存在的问题。

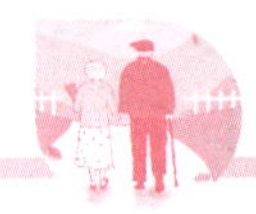

受到讲座内容的启发后，孟爷爷经常参加类似的活动，与健康管理人员交流，还自己上网，学习科学的饮食方式、运动方式等，并在健康管理人员的帮助下养成了健康的生活习惯，如烹饪时减少食用油的放入量、每天去附近的公园散步、出门随身携带急救药物等。

思考：

健康管理人员应如何对冠心病老年患者进行健康管理？

若老年人被确诊患有冠心病，健康管理人员应按照以下步骤为其提供健康管理服务。

一、冠心病老年患者健康监测

若冠心病老年患者为稳定型心绞痛患者，健康管理人员应建议其每4～12个月前往医院复查一次，并了解复查结果。复查内容主要包括用药情况、心绞痛发作情况、血脂水平、血糖水平、肝肾功能等，以及是否出现了合并症或并发症、疾病是否加重等。同时，健康管理人员应建议老年患者每3～6个月做一次心电图检查，并记录检查结果。

认识冠心病

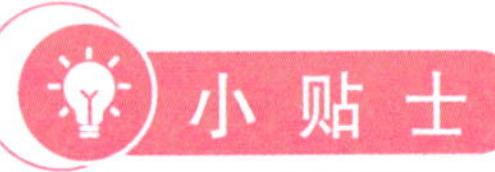

小贴士

稳定型心绞痛患者在心绞痛发作时休息或含服硝酸甘油片后可迅速缓解，疼痛发作的性质、频率、部位、程度和持续时间在1～3个月内无改变。

若冠心病老年患者做过经皮冠状动脉介入治疗，健康管理人员应建议其在治疗后半年内每月（或胸痛发作时）复查一次，并了解其复查结果。复查内容包括心电图检查、用药情况、身体活动能力等。

若冠心病老年患者做过冠状动脉旁路移植术（即心脏搭桥手术），健康管理人员应建议其在术后第1，3，6个月复查，之后每半年复查一次，并了解其复查结果。复查内容包括心绞痛发作情况、用药情况、身体活动能力、呼吸状况、心电图检查、超声心动图检查等。

除了解复查结果外，健康管理人员还应重点了解冠心病老年患者的BMI、每日脂肪摄入量、每日胆固醇摄入量、每日碳水化合物摄入量、运动后身体状况等。

二、冠心病老年患者健康风险评估

冠心病老年患者可能会患有各种合并症和并发症，如心力衰竭、心律失常、缺血性脑卒中等。健康管理人员应仔细了解老年患者疾病的严重程度、复发频次，老年患者的血压水平、生活方式等，以评估老年患者患各种合并症和并发症的概率。例如，若某位老年患者冠心病

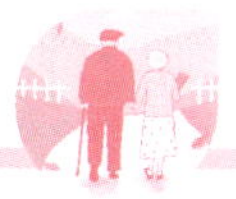

的复发频次较多、血压较高、长期高油饮食、长期吸烟等，则其患各种合并症和并发症的概率较高。

三、冠心病老年患者健康危险因素干预

（一）膳食干预

健康管理人员可采取以下措施对冠心病老年患者进行膳食干预：

（1）建议冠心病老年患者少食用胆固醇含量较高的食物，如动物内脏（猪肝、猪肺、猪肠、鸡心、鸡胗、牛肚等）、蛋黄、黄油等，以免造成血管堵塞。

（2）建议冠心病老年患者少食用饱和脂肪酸含量较高的食物，如动物脂肪（猪油、牛油等）、椰子油、棕榈（lǘ）油等；多食用富含不饱和脂肪酸的食物，如橄榄油（见图 4-4）、亚麻籽油、坚果、鱼肉等。

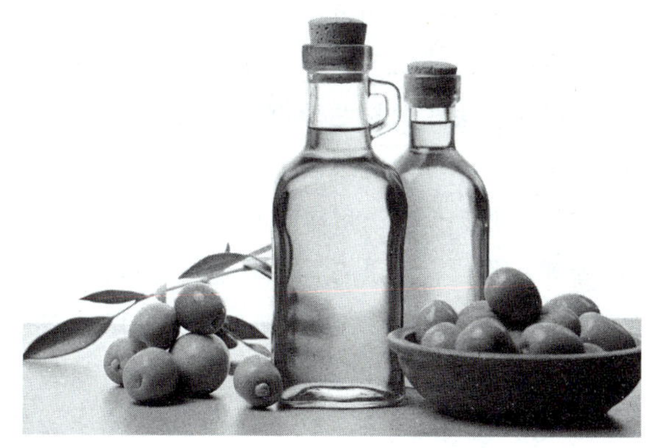

图 4-4　橄榄油

（3）建议冠心病老年患者少食用富含精制碳水化合物的食物，如馒头、面条、大米、包子、饺子等。

（4）建议冠心病老年患者多食用富含膳食纤维的食物，如燕麦、荞麦、紫薯、红薯、芹菜、西蓝花、山药、苹果、火龙果等。

（二）运动干预

由于冠心病老年患者运动的风险较大，因此，健康管理人员应先建议其前往专业机构进行运动负荷试验（包括心电图运动试验、心肺运动试验等）。运动负荷试验可以用来评估老年人心肺功能的状态、运动时血液的流动情况、有无心肌缺血状况、运动时是否会诱发或加重心律失常等，为制订运动干预计划提供依据。

健康管理人员应建议冠心病老年患者进行中低强度的有氧运动，每次运动时间为30～60分钟。若老年患者在近期有过心绞痛、胸闷、气短等症状，则可建议老年患者将每次运动的时间设置为 10 分钟，然后根据身体状况逐步增加运动时间。此外，为了防止老年患者在运动过程中发生意外，健康管理人员应建议其在运动时携带急救药物，并由陪同人员看护。

（三）用药干预

健康管理人员应建议冠心病老年患者严格遵照医嘱服药，并告知其在生活中应注意的用药事项。例如，若老年患者的主要症状为心绞痛，健康管理人员应建议其随身携带硝酸甘油片；若老年患者需要长期服用抗血栓形成药，健康管理人员应建议其注意监测出血状况；若老年患者需要服用β-受体阻滞剂或钙通道阻滞剂，则可能会出现心动过缓、心律失常、疲劳、头痛等不良反应，健康管理人员应建议其定期监测心率，若不良反应较明显，应遵照医嘱调整药量。

硝酸甘油片的使用与保存

硝酸甘油片起效快，能够迅速缓解心绞痛，是冠心病患者常用的急救药物。健康管理人员应告知冠心病老年患者硝酸甘油片的使用方法：当出现心绞痛时，应立即舌下含服硝酸甘油片1片；若不见效或疗效不明显，可隔5分钟后再含1片，但最多只能连续含服3次；若含服3次后仍无明显效果，应立即拨打救援电话前往医院治疗。但需要注意的是，硝酸甘油片没有预防作用，只有在心绞痛发作时才能服用，若老年患者偶尔胸闷、胸痛，则不应建议其服用硝酸甘油片。此外，老年患者长期服用硝酸甘油片容易产生耐药性，若老年患者心绞痛发作得比较频繁，健康管理人员应建议其在医生的指导下服用可预防心绞痛的药物。

温度过高容易导致硝酸甘油片失效，健康管理人员应建议冠心病老年患者将硝酸甘油片放在阴凉的位置。同时，健康管理人员应提醒老年患者，当携带硝酸甘油片时，不要将药物放在贴身的口袋里，以免影响药效。此外，已开封的硝酸甘油片有效期为3～6个月，健康管理人员应提醒老年患者定期检查药物是否在有效期内。

（四）其他干预

除了上述干预方式以外，健康管理人员还可对冠心病老年患者进行以下干预：

（1）心理干预。冠心病发病迅速，病情凶险，多数冠心病老年患者易产生恐惧心理和烦躁情绪，健康管理人员应建议老年患者学会识别自己的负面情绪，挖掘自己负面情绪背后的原因，并通过冥想、深呼吸等方式调节情绪。同时，健康管理人员应向老年患者普及冠心病的基础知识，如治疗方法、预防方法等，帮助老年患者减轻心理负担，树立积极、乐观的人生态度。

（2）吸烟饮酒干预。吸烟可能会加速冠状动脉粥样硬化的过程，使病情恶化，同时还会导致心率加快，从而使心绞痛反复发作；长期饮酒可能会导致冠状动脉痉挛，进而引起心绞痛甚至急性心肌梗死的发生。因此，健康管理人员应建议冠心病老年患者戒烟限酒。

（3）睡眠干预。心脏位于胸腔左侧，右侧卧位可以减轻心脏的负担；相反，左侧卧位和仰卧位都会增加心脏的负担。因此，健康管理人员应建议冠心病老年患者在睡觉时尽量采用右侧卧位。此外，健康管理人员应建议老年患者不要在睡前食用高脂肪、高胆固醇的食物，

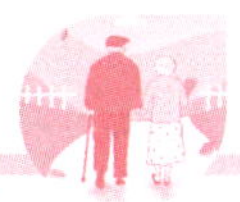

以免增加心脏负担，影响睡眠质量。

老有康养

暖心志愿者守护千名困难老年人

2022 年 1 月 13 日上午，浙江省杭州市建德市健康志愿者协会的志愿者们走进了三都镇新和村，像往常一样进行农村困难老年人巡访。来到特困老年人刘奶奶家门外时，有人突然听到了异常的声音。志愿者们急忙进屋，发现刘奶奶躺在地上抽搐，呼吸困难，眼角不停流眼泪，一副非常痛苦的表情。“快快快，奶奶心脏病发作了。”队长马上就反应过来，立即寻找急救药物和温开水喂刘奶奶服下。志愿者们共同把刘奶奶抱到沙发上，拥有急救资格的志愿者展开急救，其他志愿者则分头向医院和村委会求助。经过半个多小时的紧急救治，刘奶奶的病情得到了控制。

据了解，刘奶奶已经 92 岁了，家庭十分困难，患心脏病 10 年，常年服药。冬季天气十分寒冷，是心脏病的高发季节，幸好有志愿者们及时发现并救治，挽救了刘奶奶的生命。

农村困难老年人巡访项目是由建德市健康志愿者协会承接并实施的，志愿者负责对建德市 1 000 多名农村困难老年人进行每月一次的定期关爱服务，充分体现了社会对农村困难老年人的关心和爱护。

（资料来源：《独居老人心脏病突发 困难老人巡访工作显成效》，杭州市民政局官网，2022 年 1 月 17 日）

任务实施

制作与发布冠心病老年患者急救宣传视频

任务描述：

冠心病是常见的老年人慢性病之一，其发病率和致死率都很高，对老年人的生存和生命质量构成了严重威胁。老年人冠心病急性发作时，若得不到及时、有效的救治，将可能导致严重的后果。因此，提高公众尤其是老年人对冠心病急救知识的认知，帮助其掌握正确的自救与互救技能尤为重要。请制作与发布冠心病老年患者急救宣传视频，加深对冠心病急救知识的理解和掌握，向社会传播正确的冠心病急救知识，以提高公众的急救意识和自救、互救能力。

实施流程：

（1）2～3 名学生一组，搜集并学习冠心病的常见症状、发病机制及急救方法（如心肺复苏法、硝酸甘油片的使用方法等）等知识。

（2）小组成员基于搜集到的资料制作视频，要求视频内容简洁明了，语言通俗易懂，能起到传播知识的效果。

（3）小组成员在课堂上展示自己的成果，主讲教师对小组成员的表现进行点评。

（4）主讲教师从学生的作品中选出 3～5 个优秀作品，鼓励学生将优秀作品转发给朋友或家属。

任务四　缺血性脑卒中老年患者健康管理

情景导入

为提高社区老年人的健康水平，普及中医理疗保健知识，倡导健康、科学的生活方式，弘扬中医药文化，某社区健康管理中心组织开展了主题为“中医理疗进社区，健康服务‘零距离’”的中医理疗公益活动。活动主要针对 65 岁及以上的老年人，理疗项目包括按摩、火疗、刮痧、艾灸等。

周奶奶今年 78 岁，半年前被确诊患有缺血性脑卒中，尽管已经脱离生命危险，但目前还存在说不清楚话、右侧肢体活动不便等症状。在听闻这次中医理疗公益活动以后，周奶奶便想来尝试一下。在经过中医理疗后，周奶奶表示，她右侧肢体僵硬的程度得到了缓解，今后会多去专业机构进行理疗。

除了参加中医理疗公益活动以外，周奶奶还会听取健康管理人员的建议规律饮食、合理运动、按时服药。目前，周奶奶的病情非常稳定，她健康的生活方式还影响了身边好几位同龄的老年人。

思考：

健康管理人员应如何对缺血性脑卒中老年患者进行健康管理？

若老年人被确诊患有缺血性脑卒中，健康管理人员应按照以下步骤为其提供健康管理服务。

一、缺血性脑卒中老年患者健康监测

缺血性脑卒中会对身体的多种功能造成影响，因此，健康管理人员需要定期评估缺血性脑卒中老年患者的日常生活活动能力、认知功能、吞咽功能、心理状态等。

小贴士

日常生活活动能力可分为基本日常生活活动能力和工具性日常生活活动能力。基本日常生活活动是指人体为了维持生存和基本的生活，每日需要多次进行的活动，如进食、洗澡、穿/脱衣服和鞋袜等；工具性日常生活活动是指人体需要借助一些工具才能完成的各种日常生活活动，如使用电话、购物、做家务等。

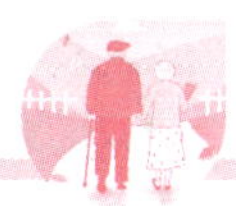

缺血性脑卒中的病程可分为急性期（发病后2周内）、恢复期（发病后第3周～第6个月）和后遗症期（发病后第7个月～第2年）。缺血性脑卒中老年患者在发病后的不同时期内身体状况不同，因此，健康管理人员应了解老年患者的患病时长。除此之外，健康管理人员还应重点了解老年患者的肺部感染情况、下肢肿胀情况、用药情况、是否有压疮及压疮的严重程度等。

二、缺血性脑卒中老年患者健康风险评估

（一）疾病复发风险评估

缺血性脑卒中的复发率较高，且与患者的年龄、疾病史、吸烟状况等有关。健康管理人员可使用表4-3评估缺血性脑卒中老年患者疾病复发的风险。

表4-3 缺血性脑卒中老年患者疾病复发风险评估量表

评估指标	评分标准		
	0分	1分	2分
年龄（岁）	<65	65～75	>75
是否患有高血压病	否	是	—
是否患有糖尿病	否	是	—
是否有心肌梗死病史	否	是	—
是否有其他心血管疾病史（不包括心肌梗死和心房颤动）	否	是	—
是否患有外周动脉闭塞性疾病	否	是	—
是否吸烟	否	是	—
是否有短暂性脑缺血发作史	否	是	—
总得分：________ 若总得分为0～2分，则该老年人缺血性脑卒中疾病复发的风险等级为低风险；若总得分为3～6分，则该老年人缺血性脑卒中疾病复发的风险等级为高风险；若总得分为6分以上，则该老年人缺血性脑卒中疾病复发的风险等级为极高风险			

注：外周动脉闭塞性疾病是指动脉（通常是下肢动脉）被部分或完全阻塞，使血液无法到达身体某部位，进而使相应的组织因缺氧而坏死。

（二）压疮风险评估

压疮是指局部皮肤长时间受压后，受压部位出现血液循环障碍而引起局部皮肤和皮下组织缺血和坏死。久卧及有翻身障碍的老年人易出现压疮，压疮多发于臀部、尾骶部、髋部、足跟、头部、肘部等与床相接触的骨突部位，部分行动自如的老年人也会因为使用同一姿势睡觉或久坐而出现压疮。若缺血性脑卒中老年患者对疼痛的感知能力

Braden压疮风险评估表

较差、皮肤经常潮湿、卧床不起或需要借助轮椅行动、需要他人协助才能改变体位、营养摄入不足等，则其出现压疮的风险较大。

（三）噎食风险评估

吞咽障碍是常见的缺血性脑卒中并发症之一，有吞咽障碍的老年人很有可能会出现噎食。噎食是指在进食过程中食物堵塞咽喉部或卡在食管狭窄处的情况，会导致人体呛咳、呼吸困难甚至窒息。若缺血性脑卒中老年患者存在吞咽障碍、既往出现过噎食、进食速度较快、进食时经常讲话等情况，则其出现噎食的风险较高。

三、缺血性脑卒中老年患者健康危险因素干预

（一）膳食干预

健康管理人员应建议缺血性脑卒中老年患者食用种类丰富的食物，如蔬菜、水果、鱼肉、全谷物、奶类食物、大豆类食物等，以确保营养均衡。同时，健康管理人员应建议老年患者食用清淡的食物，不要食用油炸、熏烤过的食物。此外，对于有吞咽障碍的老年患者，健康管理人员应建议老年患者或其家属将食物做成泥状或糊状，以降低吞咽难度，并建议老年患者减缓进食速度，且不要在进食时讲话。

（二）运动干预

对于身体活动能力受限的缺血性脑卒中老年患者，健康管理人员应建议其前往专业机构进行体位转换（卧位、坐位和站位之间的转换）训练、良肢位摆放训练等康复训练，以使身体活动能力得到一定程度的恢复。对于有能力进行运动的老年患者，健康管理人员应建议其进行中低强度的有氧运动，可建议老年患者在刚开始运动时将运动频率设置为每周 4 次，每次 10 分钟，之后可根据身体康复状况增加频率。

知识链接

缺血性脑卒中康复操训练

缺血性脑卒中康复操训练有助于老年患者提高关节的灵活性和协调性，增强身体的平衡感和稳定性，促进血液循环，预防肺炎、静脉血栓等并发症。缺血性脑卒中康复操分为初级、中级和高级，初级康复操适用于急性期的老年患者，中级康复操适用于恢复期的老年患者，高级康复操适用于后遗症期的老年患者。

1．初级康复操训练

（1）健侧手击拍。老年患者取仰卧位或坐位，用健侧手托住患侧手肘，将患侧手臂带到胸前，并用健侧手掌从患侧肩膀开始沿着患侧手臂外侧拍打至手部，再从手部拍打至肩膀，重复动作 20 次。

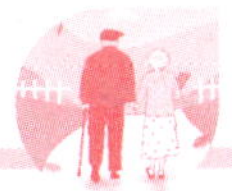

（2）跷腿摆髋。老年患者取仰卧位，将患侧下肢屈曲，老年患者家属帮助老年患者固定住患侧下肢。老年患者将健侧下肢搭在患侧下肢上，并带动患侧下肢一起摆动髋部，重复动作 20 次。

（3）手足相触。老年患者取仰卧位，将健侧下肢屈曲，并用健侧手去触碰健侧足部，触碰过程中应尽量使患侧身体得到充分伸展，重复动作 10 次。

2．中级康复操训练

（1）抬肩上举。老年患者取仰卧位，将患侧上肢上举，使患侧上肢充分伸展。若老年患者患侧上肢活动能力较差，可建议其将健侧手固定在患侧上肢的肘后；或建议其向上抬起健侧上肢，并用患侧上肢沿着健侧肩膀向肘部移动，重复 10 次。

（2）左右摆髋。老年患者取仰卧位，将两侧下肢屈曲并靠拢，然后分别向左右两侧摆动髋部，重复 10 次。

（3）抗阻伸肘。老年患者取仰卧位或坐位，将健侧上肢置于胸前（掌心朝向自己），并将患侧上肢掌心与健侧掌心相对，然后用健侧上肢给患侧上肢施加阻力，将患侧上肢向前推并充分伸展，重复 10 次。

3．高级康复操训练

（1）手膝相拍。老年患者取仰卧位，同时抬起一侧下肢和对侧上肢，用上肢去触碰下肢膝部，然后换另一侧下肢和对侧上肢做同样的动作，交替进行 20 次。

（2）下肢画圈。老年患者取站位、坐位或仰卧位，双足紧贴床面或地面，两侧下肢交替做划圈动作，重复该动作 10 次。

（3）侧位踩踏。老年患者取健侧卧位，将患侧下肢屈曲，做画圈踩踏自行车的动作，重复该动作 20 次。

（三）压疮预防干预

若缺血性脑卒中老年患者有出现压疮的风险，健康管理人员应建议其家属至少每两个小时协助老年患者翻身一次；若老年患者出现压疮的风险较高，健康管理人员应建议其家属增加老年患者翻身的频率，并使用气垫床或在老年患者骨突处放置软枕、软垫等；若老年患者需要使用轮椅，健康管理人员应建议其家属每隔 30 分钟帮助老年患者变换姿势。

健康管理人员还应提醒缺血性脑卒中老年患者的家属，在每次协助老年患者翻身时，都要观察老年患者的皮肤是否红肿、破损，触摸皮肤是否有硬结，且尽量不要使已因受压而发红的部位继续受压，也不要按摩老年患者已压红的皮肤。同时，健康管理人员还应提醒老年患者的家属注意保持老年患者皮肤清洁干爽，对于大小便失禁的老年患者，应及时为其更换被服，防止局部皮肤过度潮湿。

除此之外，营养均衡的膳食可以提高老年人的抵抗力，降低压疮发生的概率。因此，健康管理人员应建议缺血性脑卒中老年患者尽量做到每日食物多样化，以补充营养。健康管理人员还应定期评估老年患者的营养状况，如每周为老年患者测量体重等，并根据评估结果为老年患者调整营养食谱。

（四）其他干预

除了上述干预方式以外，健康管理人员还可对缺血性脑卒中老年患者进行以下干预：

（1）用药干预。健康管理人员应建议缺血性脑卒中老年患者不要在症状减轻后擅自停止用药，而应按照医生建议的疗程服药。此外，健康管理人员应建议老年患者不要轻信偏方，更不可自我药疗。

（2）心理干预。缺血性脑卒中老年患者常因偏瘫、失语、认知障碍等症状而感到紧张、低落、孤独、焦虑，且老年患者往往需要经历长时间的康复过程，这一过程中可能会遇到挫折，导致老年患者出现失望、沮丧等负面情绪。健康管理人员应为老年患者提供长期的心理支持，以帮助他们树立康复信心；同时，健康管理人员还应鼓励老年患者积极参与社交活动，以减轻孤独感。

（3）中医干预。健康管理人员可建议缺血性脑卒中老年患者前往专业机构接受针灸（见图 4-5）、拔罐、刮痧、推拿等中医治疗，这对缺血性脑卒中疾病的控制有一定的帮助。例如，针灸可以改善神经功能缺损的状况，促进脑部血液循环，且具有疗效显著、安全性高、简便易操作等优点；推拿可以疏通经络，消除肿胀，促进关节功能恢复。

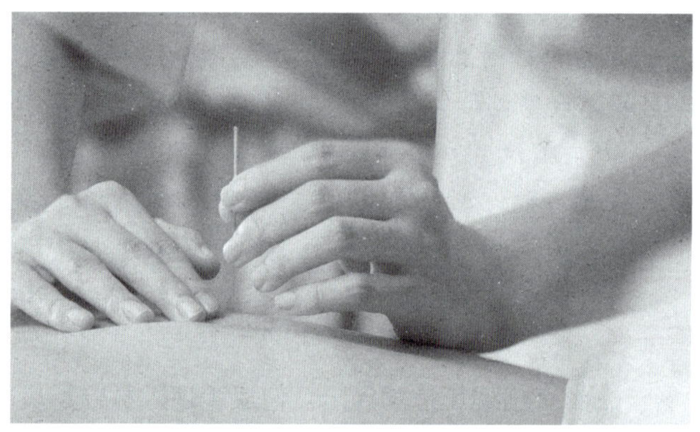

图 4-5　针灸

任务实施

为缺血性脑卒中老年患者进行健康管理

任务描述：

郭奶奶今年 76 岁，三个月前突发缺血性脑卒中，目前病情已经稳定。为了使郭奶奶养成良好的生活习惯，控制疾病发展，避免疾病复发，郭奶奶的家属请了专业的健康管理人员为郭奶奶提供健康管理服务。由于郭奶奶行动不便，健康管理人员打算今日前往郭奶奶家中了解情况，并为其制订初步的健康管理方案。请模拟健康管理人员为郭奶奶制订健康管理方案的情景。

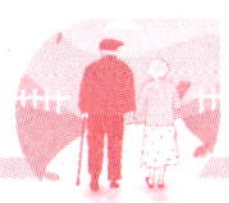

实施流程：

（1）2～3 名学生一组，1 名学生扮演郭奶奶，其他学生扮演健康管理人员。

（2）小组成员模拟健康管理人员为郭奶奶进行健康监测、健康风险评估、健康危险因素干预的情景，并将模拟过程录制成视频。郭奶奶的身体状况可自由设定，合理即可。

（3）小组成员在课堂上展示自己的成果，主讲教师对小组成员的表现进行点评。

任务五　慢性阻塞性肺疾病老年患者健康管理

情景导入

为了了解社区老年人的健康状况，某社区健康管理中心为社区老年人提供了免费的健康体检服务。在体检过程中，健康管理人员小王了解到何爷爷患有慢性阻塞性肺疾病，便仔细询问了何爷爷的症状。经过一番询问，小王发现何爷爷有疾病急性加重的迹象，便建议其尽快前往医院检查。

两天后，小王通过电话回访，了解到何爷爷的疾病果然处于急性加重期，便叮嘱何爷爷一定要严格遵照医嘱进行治疗，以控制病情。此外，小王还对何爷爷提出了一些建议，如建议其每餐不要吃得过饱、练习健康的呼吸方式、正确使用药物等，以免再次出现疾病急性加重的情况。

思考：

健康管理人员应如何对慢性阻塞性肺疾病老年患者进行健康管理？

若老年人被确诊患有慢性阻塞性肺疾病，健康管理人员应按照以下步骤为其提供健康管理服务。

一、慢性阻塞性肺疾病老年患者健康监测

根据疾病的严重程度，慢性阻塞性肺疾病患者可分为稳定期患者和急性加重（可分为轻度、中度和重度）期患者。稳定期患者的咳嗽、咳痰、气短等症状稳定或较轻；急性加重期患者短期内气短且（或）喘息、咳嗽、咳痰加重，痰量增多，痰液呈脓性或黏液脓性，可伴发热等症状。健康管理人员需要根据慢性阻塞性肺疾病老年患者的症状判断其疾病的严重程度。若老年患者出现急性加重期的症状，应建议其前往医院治疗。

除需了解慢性阻塞性肺疾病老年患者疾病的严重程度外，健康管理人员还需要了解老年患者的呼吸困难程度（可参考表 4-4）、疾病对日常生活的影响程度（可参考表 4-5）、是否患有慢性肺源性心脏病、是否患有慢性呼吸衰竭、是否患有高血压病、是否患有其他心血管疾病、是否患有糖尿病等。

表 4-4　慢性阻塞性肺疾病老年患者呼吸困难程度评估量表

呼吸困难程度分级	评估指标
0 级	仅在剧烈运动时出现呼吸困难
1 级	平地快步行走或步行爬缓坡时出现气短
2 级	由于气短，平地行走时比同龄人慢或者需要停下来休息
3 级	在平地行走 100 米左右或数分钟后需要停下来喘气
4 级	因严重呼吸困难以至于不能离开家，或在穿衣服、脱衣服时出现呼吸困难

表 4-5　慢性阻塞性肺疾病对老年患者日常生活影响程度评估量表

评估指标	评分标准					
	0 分	1 分	2 分	3 分	4 分	5 分
咳嗽频率	极低	低	较低	较高	高	极高
痰量	极少	少	较少	较多	多	极多
爬坡或爬一层楼梯时喘气的程度	极小	小	较小	较大	大	极大
在家中从事任何活动受疾病影响的程度	极小	小	较小	较大	大	极大
外出频率受疾病影响的程度	极小	小	较小	较大	大	极大
睡眠质量受疾病影响的程度	极小	小	较小	较大	大	极大
精力	极为旺盛	旺盛	较为旺盛	较为不足	不足	极为不足
总得分：________ 若总得分为 30 分以上，则慢性阻塞性肺疾病对该老年人日常生活的影响程度为非常严重；若总得分为 21～30 分，则慢性阻塞性肺疾病对该老年人日常生活的影响程度为严重；若总得分为 11～20 分，则慢性阻塞性肺疾病对该老年人日常生活的影响程度为中等；若总得分为 0～10 分，则慢性阻塞性肺疾病对该老年人日常生活的影响程度为轻微						

除此之外，健康管理人员还需要重点了解慢性阻塞性肺疾病老年患者的用药情况、认知功能、吸烟情况、心理状态等。

二、慢性阻塞性肺疾病老年患者健康风险评估

（一）疾病急性加重风险评估

常见的慢性阻塞性肺疾病急性加重的诱因包括呼吸道感染、吸烟、空气污染、天气变化、睡眠不足、活动过量、停用药物等。若慢性阻塞性肺疾病老年患者在过去一年内疾病中度急性加重次数大于等于 2 次或重度急性加重次数大于等于 1 次，则其为急性加重高风险人群。

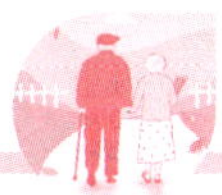

（二）肺癌风险评估

慢性阻塞性肺疾病患者的肺癌发病率非常高。研究表明，40%～70%的肺癌患者患有慢性阻塞性肺疾病合并症。因此，健康管理人员需要评估慢性阻塞性肺疾病老年患者患肺癌的风险。

慢性阻塞性肺疾病老年患者患肺癌可能与以下因素有关：①吸烟。香烟中含有多种致癌物质，且多数肺癌患者的发病原因与吸烟直接相关。②慢性炎症。慢性阻塞性肺疾病是一种慢性炎症性肺病，若炎症未得到控制，则可能会引起呼吸道黏膜慢性损伤，导致致癌物质在肺部组织中停留的时间变长。③遗传因素。对于慢性阻塞性肺疾病老年患者来说，如果其存在肺癌家族史，则其患肺癌的风险可能会增加。若慢性阻塞性肺疾病老年患者存在上述因素，则其患肺癌的风险较高。

三、慢性阻塞性肺疾病老年患者健康危险因素干预

（一）膳食干预

健康管理人员应采取以下措施对慢性阻塞性肺疾病老年患者进行膳食干预：

（1）健康管理人员应建议慢性阻塞性肺疾病老年患者不要食用过多容易导致腹胀的食物，如黄豆、红薯、芋头等。这是因为，腹胀会增加腹腔内的压力，进而使膈肌上升，减小胸腔的容积，导致呼吸功能进一步受限。健康管理人员应建议老年患者选择清淡、易消化的食物，如鱼肉、小米粥、面条等；同时，还应建议老年患者在进食时细嚼慢咽，每餐不要吃得过饱（以七分饱为宜）。

（2）慢性阻塞性肺疾病老年患者往往需要消耗较多能量用于呼吸，因此，健康管理人员应建议其少食多餐，并摄入足够的蛋白质、矿物质等。

（3）慢性阻塞性肺疾病老年患者可能存在痰液黏稠的症状，因此，健康管理人员应建议其适当补充水分以稀释痰液，并促进痰液排出。但需注意的是，健康管理人员不应建议老年患者在餐前大量饮水，以免老年患者在正餐时食欲不足，没有摄入足够的营养物质。

（二）运动干预

1．运动前心肺功能评估

慢性阻塞性肺疾病老年患者常出现不同程度的心肺功能减弱，严重影响其活动能力。因此，准确评估慢性阻塞性肺疾病老年患者在运动状态下的心肺功能十分重要。

健康管理人员可采用6分钟步行试验来评估慢性阻塞性肺疾病老年患者在运动状态下的心肺功能，该试验简便、易操作，且适用于大多数心血管疾病（如冠心病、心力衰竭、脑卒中等）、呼吸系统疾病（如慢性阻塞性肺疾病、间质性肺疾病等）和神经系统疾病患者。健康管理人员可建议老年患者在用餐2～3小时后进行评估，并提醒其不要在评估前2小时内剧烈运动。

若慢性阻塞性肺疾病老年患者病情不稳定，或生命体征严重异常（如静息心率大于 110 次/分钟、收缩压大于 160 mmHg、舒张压大于 100 mmHg 等），健康管理人员不应建议老年患者进行该评估。

采用 6 分钟步行试验评估慢性阻塞性肺疾病老年患者的心肺功能的步骤如下：

（1）选择一条长度为 30 米且在评估期间无人经过的走廊，每隔 3 米做一个标记，并在两端的折返点放置标志物（如交通锥等）。准备计时器、记录本、椅子、智能可穿戴设备（可监测血压、心率、血氧饱和度等）、急救药物、除颤仪等。

（2）向老年患者介绍本次评估的过程，建议老年患者在评估前 15 分钟内坐在椅子上休息，同时测量老年患者的血压、心率和血氧饱和度，并用 Borg 自觉疲劳评估量表（见表 4-6）评估老年患者的疲劳级别。

表 4-6　Borg 自觉疲劳评估量表

级别	疲劳程度	级别	疲劳程度
0 级	没有	5 级	累
0.5 级	非常轻	6 级	—
1 级	很轻	7 级	很累
2 级	轻	8 级	—
3 级	中度	9 级	非常累
4 级	稍微累	10 级	最累

注：6 级对应的疲劳程度介于“累”和“很累”之间，8 级对应的疲劳程度介于“很累”和“非常累”之间。

（3）指导老年患者站在起点处，在老年患者开始行走后倒计时 6 分钟，当老年患者每次返回起点时计数一次。提醒老年患者应尽可能快地沿着走廊来回走动，在折返时不要犹豫及停留。若老年患者感到呼吸困难或疲劳，应建议其减速或停下来休息，待症状好转后恢复行走（其间不停止倒计时）。此外，健康管理人员还应在此过程中给予老年患者鼓励。例如，在老年患者步行 3 分钟后，健康管理人员可说：“您做得很好，已经完成一半了！”

（4）在最后 15 秒时，健康管理人员应紧跟老年患者，在倒计时结束时老年患者到达的地方做一个标记，并嘱咐老年患者放慢速度继续步行，以免突然停止运动导致心率及血压快速下降。

（5）待老年患者步行结束后再次测量老年患者的血压、心率和血氧饱和度，并用 Borg 自觉疲劳评估量表评估老年患者的疲劳级别；同时，计算老年患者在 6 分钟内步行的总长度。

（6）根据老年患者 6 分钟内步行的总长度对其心肺功能进行评估：若总长度小于 150 米，则其心肺功能重度异常；若总长度为 150～300 米，则其心肺功能中度异常；若总长度为 301～450 米，则其心肺功能轻度异常；若总长度大于 450 米，则其心肺功能正常。

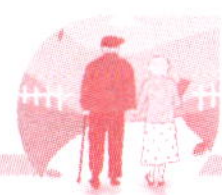

小贴士

若慢性阻塞性肺疾病老年患者在评估过程中出现胸痛、不能忍受的呼吸困难、步态不稳、面色苍白、严重心律失常、血氧饱和度低于 85%、血压下降 10 mmHg 及以上等情况，健康管理人员应建议其立即停止步行，并安排老年患者取坐位或卧位，酌情给予吸氧或其他医学处置。

2. 运动方案制订

（1）步行运动方案制订

健康管理人员可根据慢性阻塞性肺疾病老年患者的心肺功能为其制订步行运动的方案：

①确定步行速度。若老年患者的心肺功能为正常或轻度异常，健康管理人员可将其步行训练的速度设定为评估时平均速度的 70%～80%，运动过程中疲劳级别应为 4～7 级；若老年患者的心肺功能为中度异常或重度异常，健康管理人员可将其步行训练的速度设定为评估时平均速度的 50%～60%，运动过程中疲劳级别应为 2～3 级。

②确定步行时间。健康管理人员应建议老年患者每次步行的时间为 15～20 分钟，若老年患者的心肺功能为重度异常，可建议其每步行 5 分钟休息一次。

③确定步行频率。健康管理人员应建议老年患者每周至少选择 5 天进行步行运动。

此外，健康管理人员应定期（如每半个月、每个月等）为老年患者重新评估心肺功能，并根据评估结果调整步行运动方案。

（2）其他运动方案制订

除步行运动外，健康管理人员还应建议慢性阻塞性肺疾病老年患者进行其他中低强度的、不会引起明显呼吸困难的有氧运动。

（三）呼吸和排痰干预

1. 呼吸干预

腹式呼吸法可以增加老年人的肺活量，改善老年人的呼吸功能。健康管理人员可建议慢性阻塞性肺疾病老年患者练习腹式呼吸法，具体练习方式如下：

（1）取坐位或站位，将两臂自然下垂，两肩放松，挺胸收腹，以保证呼吸通道顺畅。

（2）先用鼻子吸气，吸气的过程中尽量将腹部鼓起至最大限度；然后用嘴巴向外呼气，同时放松腹部。在呼吸的过程中，将吸气与呼气的时间比控制为 1∶2。

2. 排痰干预

很多慢性阻塞性肺疾病老年患者没有力气咳出痰液，或者痰液黏稠不易咳出，健康管理人员应（或建议老年患者家属）协助老年患者排痰。常用的排痰方法为叩背，具体操作如下：

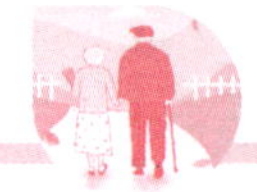

（1）指导老年患者取坐位或侧卧位。

（2）健康管理人员或老年患者家属将手指并拢，使掌心呈杯状（见图 4-6），单手或双手有节奏地叩击老年患者的背部，叩击频率约为 120 次/分钟。叩背时，健康管理人员或老年患者家属应使用手腕力量，从下向上为老年患者叩背，注意使手水平接触老年患者的背部，并水平离开，且在叩背过程中鼓励老年患者将痰液咳出。每天宜叩背 3～5 次，每次叩背时间宜为 10～15 分钟。此外，健康管理人员需注意，叩背一般在用餐前或用餐 2 小时后进行，以免老年患者在叩背过程中发生呕吐。此外，若老年患者需要在日常生活中进行雾化治疗，健康管理人员应建议其先进行雾化治疗以稀释痰液，再接受叩背，这样可以使痰液更容易被咳出。

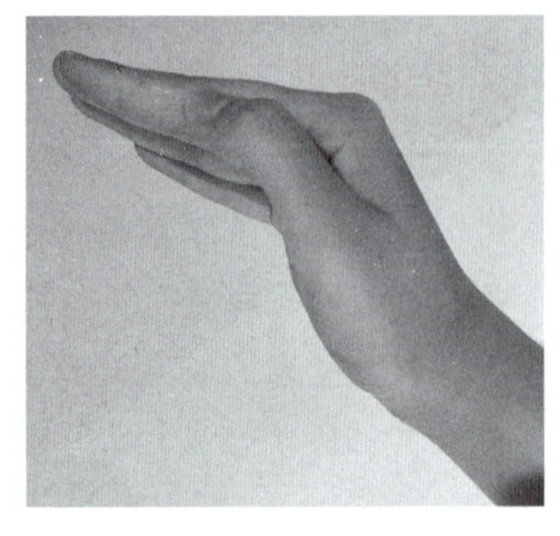

图 4-6　使掌心呈杯状

课堂互动

学生两两分组，分别扮演健康管理人员和慢性阻塞性肺疾病老年患者，练习叩背的动作。主讲教师对学生的操作进行点评。

（四）其他干预

除了上述干预方式以外，健康管理人员还可对慢性阻塞性肺疾病老年患者进行以下干预：

（1）用药干预。健康管理人员应向慢性阻塞性肺疾病老年患者介绍常用药物（如支气管扩张剂、糖皮质激素类药物、抗菌药物等）的主要作用，让老年患者了解药物治疗的目的，并提醒老年患者在用药后可能会出现的不良反应，如头晕、心悸、口干等。若老年患者需要进行雾化治疗，健康管理人员应告知老年患者使用雾化器的正确方法，并提醒老年患者定期更换雾化器的滤网、面罩等。此外，健康管理人员应建议老年患者定期到医院复查，以便医生评估病情和治疗效果，并根据需要调整药物。

（2）心理干预。很多慢性阻塞性肺疾病老年患者由于长期受到疾病的困扰，容易出现情绪波动。健康管理人员应通过沟通拉近与老年患者之间的距离，并通过向老年患者介绍治疗的重要性、当地的医保政策等，减轻老年患者的心理负担。此外，健康管理人员应建议老年患者经常进行放松训练，如深呼吸、冥想等，以有效排解负面情绪。

（3）吸烟干预。慢性阻塞性肺疾病老年患者长期吸烟不仅会加重胸闷、气短、痰多等症状，还会加重肺部感染的情况，增加患肺癌的概率。健康管理人员应向老年患者介绍戒烟的知识，使其了解吸烟对病情的不利影响，以及戒烟带来的健康益处，鼓励老年患者尽早戒烟。

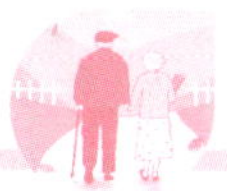

任务实施

制作慢性阻塞性肺疾病健康宣传 PPT

任务描述：

为了有效提高社区老年人对于慢性阻塞性肺疾病的认知，使老年人增强对慢性阻塞性肺疾病的防治意识，从而达到提高生活质量的目的，某镇卫生院计划开展一场以“肺系生命，刻不容缓”为主题的科普宣传活动，助力老年人健康呼吸。假如你是该镇卫生院的一名健康管理人员，受邀参加本次科普宣传活动，为老年人讲解关于慢性阻塞性肺疾病的健康知识，请为本次活动制作一份慢性阻塞性肺疾病健康知识 PPT。

实施流程：

（1）2～3 名学生一组，结合所学内容，并搜集更多关于慢性阻塞性肺疾病的健康知识（如常用药物的使用方法、呼吸操的练习方法等），制作一份慢性阻塞性肺疾病健康知识 PPT。

（2）小组成员在课堂上展示 PPT，主讲教师对小组成员的表现进行点评。

任务六　骨关节炎老年患者健康管理

情景导入

某健康管理中心的健康管理人员小王负责为慢性病老年患者提供健康管理服务。在查阅沈爷爷的健康档案时，小王了解到沈爷爷患骨关节炎已经 6 年了，主要症状为左膝关节持续性疼痛，上楼和下蹲时疼痛明显，休息后可缓解。

由于沈爷爷行动不便，小王便前往沈爷爷家里详细了解他的病情和生活状况。沈爷爷表示，他平时由于膝关节疼痛，几乎不怎么运动，怕加重疼痛感。小王建议沈爷爷进行一些不加重膝关节负担的运动，如游泳、骑自行车等。除此之外，小王还告诉了沈爷爷一些平时生活中应注意的事项，如补充钙元素和维生素 D、遵医嘱服用止痛药、接受中医治疗等。小王还表示，之后他会定期随访，了解沈爷爷生活方式改变的情况，努力帮助沈爷爷意识到养成良好生活习惯的重要性。

思考：

健康管理人员应如何对骨关节炎老年患者进行健康管理？

若老年人被确诊患有骨关节炎，健康管理人员应按照以下步骤为其提供健康管理服务。

一、骨关节炎老年患者健康监测

健康管理人员应定期了解骨关节炎老年患者的疾病状况和生活方式，如疼痛部位、疼痛性质、疼痛程度、疼痛时长、关节活动情况、关节肿胀情况、膳食情况、运动情况等；同时，健康管理人员应了解老年患者是否从事过骨关节炎高危职业，如运动员、建筑工人、矿工等需要长期负重或维持跪姿、攀爬、下蹲和站立姿势的职业；此外，健康管理人员还应了解老年患者是否患有合并症，如高血压病、糖尿病、肥胖症等。

二、骨关节炎老年患者健康风险评估

（一）心血管疾病风险评估

骨关节炎老年患者有较高的患心血管疾病的风险，主要原因如下：①骨关节炎老年患者体内可能产生较多的炎症介质（促进炎症过程的生物活性物质），而长期的炎症会导致患心血管疾病的风险增加；②骨关节炎老年患者由于关节疼痛，往往活动量减少，甚至长期久坐不动，这种缺乏运动的生活方式会增加老年患者患心血管疾病的风险。因此，若骨关节炎老年患者体内的炎性介质较多，且长期缺乏运动，则其患心血管疾病的风险较高。

（二）骨质疏松症风险评估

骨关节炎老年患者有较高的患骨质疏松症的风险，主要原因如下：①骨关节炎老年患者可能会长期使用皮质类固醇药物，这些药物会抑制成骨细胞（负责骨形成的细胞）功能，减少骨质的生成，从而导致老年患者患骨质疏松症；②骨关节炎老年患者长期缺乏运动会对骨骼健康产生负面影响，从而增加患骨质疏松症的风险。因此，若骨关节炎老年患者长期使用皮质类固醇药物、长期缺乏运动，则其患骨质疏松症的风险较高。此外，长期吸烟、大量饮酒、钙元素和维生素 D 摄入量不足的骨关节炎老年患者患骨质疏松症的风险也较高。

三、骨关节炎老年患者健康危险因素干预

（一）膳食干预

健康管理人员可采取以下措施对骨关节炎老年患者进行膳食干预：

（1）健康管理人员应建议骨关节炎老年患者多食用富含钙元素的食物，如牛奶、豆制品、鱼肉等，以促进骨骼健康；同时，还应建议老年患者多食用富含维生素 D 的食物，如蘑菇、橙子等，以促进钙元素的吸收。

（2）健康管理人员应建议骨关节炎老年患者多食用富含天然抗氧化剂的食物，如胡萝卜、番茄、南瓜、紫甘蓝、桑葚等，以减轻炎症反应。此外，多食用富含 Omega-3 脂肪酸的食物也可以减轻炎症反应，健康管理人员可建议老年患者多食用亚麻籽油、核桃等富含 Omega-3 脂肪酸的食物。

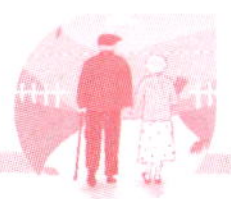

（3）健康管理人员应建议骨关节炎老年患者多食用富含生物类黄酮的食物，如草莓、蓝莓、李子、西蓝花等，以增强关节内胶质的弹性，促进关节复原。

（二）运动干预

合理、规律的运动可以有效改善骨关节炎患者关节疼痛、活动受限、肌力下降等问题。健康管理人员可以从以下两个方面对骨关节炎老年患者进行运动干预：

（1）选择运动方式。健康管理人员可建议骨关节炎老年患者选择不加重关节负担的运动，如游泳、骑自行车、做体操、跳舞、练习瑜伽（见图 4-7）等。其中，骑自行车是对膝关节炎老年患者最友好的运动之一，这种运动相较于爬山、上下楼梯等运动来说，对膝关节的伤害较小。此外，健康管理人员还可建议老年患者进行关节周围肌肉力量的训练。例如，健康管理人员可建议老年患者进行坐位或卧位直抬腿训练、坐位或卧位勾脚训练等股四头肌力量训练，还可建议老年患者进行站位侧抬腿、站位高抬腿等髋关节周围肌肉力量训练。

如何指导骨关节炎老年患者进行骑自行车锻炼

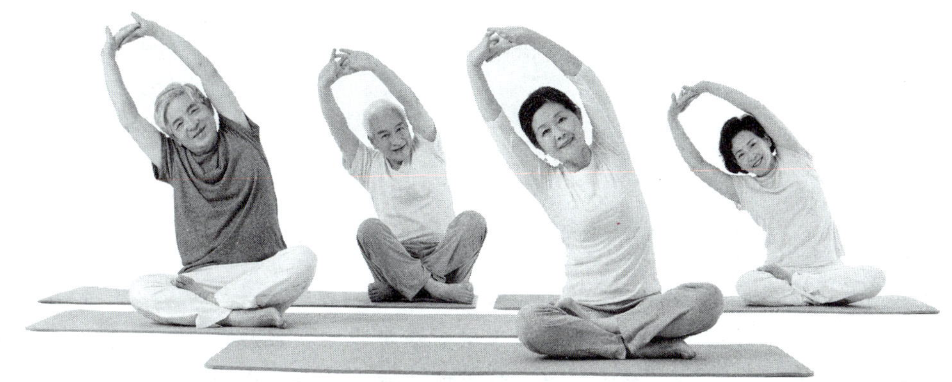

图 4-7 练习瑜伽的老年人

（2）确定运动频率。健康管理人员应建议骨关节炎老年患者每周运动 2～3 次，每周运动总时间大于 45 分钟，且运动强度应循序渐进，以至少 2 周的间隔期逐渐增加，以降低运动风险。

（三）用药干预

骨关节炎老年患者常用的药物包括非甾（zāi）体类抗炎药物、中枢性镇痛药物等。

非甾体类抗炎药物是骨关节炎患者缓解疼痛、改善关节功能最常用的药物，包括外用类药物（如氟比洛芬凝胶贴膏、双氯芬酸二乙胺乳胶剂等）和口服类药物（如塞来昔布胶囊、艾瑞昔布片等）。其中，口服类药物易引起胃肠道不良反应。若老年患者需服用非甾体类抗炎药物，健康管理人员应建议其不要空腹服药；若老年患者有胃肠道溃疡，健康管理人员应建议其遵医嘱联合服用护胃药。

中枢性镇痛药物通常适用于在服用非甾体类抗炎药物后效果不佳或有严重不良反应的患

者，其效果常优于非甾体类抗炎药物。但患者在服用此类药物后易出现恶心、呕吐等不良反应，且成瘾性较高。若骨关节炎老年患者需服用中枢性镇痛药物，健康管理人员应建议其严格按照医生建议的用量用药。

（四）其他干预

除了上述干预方式以外，健康管理人员还可对骨关节炎老年患者进行以下干预：

（1）心理干预。骨关节炎老年患者可能因长期疼痛而出现焦虑、烦躁甚至抑郁等情绪，健康管理人员应帮助其减少对疼痛的关注，如建议其进行慈悲冥想、听音乐、深呼吸等活动。同时，健康管理人员可以建议老年患者参加社区团体康复训练活动，这有助于老年患者扩大社交圈子，增强社会归属感。

（2）中医干预。健康管理人员可建议骨关节炎老年患者前往专业机构接受针灸、推拿等中医治疗，这对骨关节炎的控制有一定的帮助。例如，针灸能够舒缓骨关节炎所引发的疼痛，促进血液循环，且火针疗效优于电针，电针疗效优于常规针灸；推拿能够改善关节的灵活性和稳定性，从而缓解症状。

（3）保暖干预。关节部位容易受寒，做好关节部位的保暖十分重要。健康管理人员应建议骨关节炎老年患者在关节部位采取保暖措施，如穿长裤和长袜、戴护膝和护肘等。

老有康养

中医康复活动引领老年人膝关节保健新风潮

为弘扬“尊老、爱老、敬老、助老”的美德，关爱老年人身体健康，广东省广州市天河区冼村街跑马地花园社区联合冼村街道卫生服务中心，在社区内开展了一场针对老年人膝关节炎问题的中医健康教育活动，让老年人在“家门口”就能享受中医康复知识科普服务。

除了开展中医健康教育讲座，此次活动还为老年人送上了八段锦教学。在活动中，冼村街道卫生服务中心的医生带领老年人练习八段锦，帮助老年人强身健体，还为老年人讲解了练习过程中要注意的事项，避免老年人在练习过程中损害膝关节。“这样的活动对我们这种经常膝盖痛的人太有用了。”有老年人称赞道。不仅如此，不少老年人还自发组队在社区里练习八段锦，做到学以致用。

跑马地花园社区有关负责人表示，此次活动不仅将中医康复知识送到了社区老年人的身边，还通过共同练习八段锦，加强了老年人之间以及老年人与社区医生之间的沟通交流，营造出浓厚的“尊老、爱老、敬老、助老”氛围，同时也增强了社区的凝聚力。在之后的时间中，跑马地花园社区将持续关注老年人的身体健康，计划带领老年人学习健身操、针灸、推拿等方面的中医康复知识，助力老年人强健体魄。

（资料来源：符畅，《广州天河：中医健康教育活动走进社区，助老年人强健体魄》，金羊网，2024年1月13日）

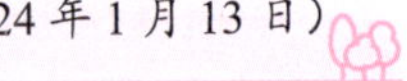

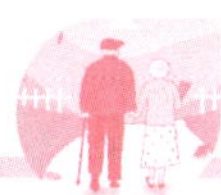

任务实施

为骨关节炎老年患者进行健康危险因素干预

任务描述：

为了向老年人普及膝关节养生知识，提高老年人对骨骼健康的认知，并传授一些简单易行的膝关节保护方法，某社区卫生服务中心联合当地医院开展了老年人膝关节炎义诊活动。该社区的安奶奶今年 70 岁，也参加了此次义诊活动。在活动现场，健康管理人员了解到，安奶奶两年前患膝关节炎，膝关节时常疼痛，且在阴雨天疼痛感加重，需要服用塞来昔布胶囊缓解疼痛。安奶奶在日常生活中对运动不感兴趣，但有时会搬重物上下楼，且偶尔会和朋友一起散步。请模拟健康管理人员为安奶奶进行健康危险因素干预。

实施流程：

（1）2～3 名学生一组，找出安奶奶日常生活中存在的健康危险因素，并针对这些健康危险因素提出干预方法。

（2）小组成员在课堂上展示自己的成果，主讲教师对小组成员的表现进行点评。

学习成果自测

1．填空题

（1）若健康管理人员为老年人测量血压时，或老年人在家中自测血压时，发现收缩压的平均值大于等于__________ mmHg 和（或）舒张压的平均值大于等于__________ mmHg，则该老年人可能患有高血压病。

（2）健康管理人员应建议糖尿病老年患者尽量食用血糖生成指数较__________的食物。

（3）若冠心病老年患者的主要症状为心绞痛，健康管理人员应建议其随身携带__________________________。

（4）缺血性脑卒中的病程可分为______________、恢复期和______________。

（5）健康管理人员可采用______________来评估慢性阻塞性肺疾病老年患者在运动状态下的心肺功能。

2．选择题

（1）若高血压病老年患者血压不稳定，或处于高血压病初始治疗阶段、调整治疗方案阶段，健康管理人员应为（或建议）老年患者（　　）测量一次血压。

A．每月　　B．每半个月

C．每天早晚各　　D．每星期

（2）某社区的季爷爷患有糖尿病，需要长期注射胰岛素，下列关于健康管理人员给出的健康危险因素干预的方法，不正确的是（　　）。

A．建议季爷爷控制每日糖分的摄入量

B．告知季爷爷或其家属注射胰岛素的方法和注意事项

C．建议季爷爷戒烟限酒

D．建议季爷爷选择高强度的有氧运动

（3）健康管理人员应建议冠心病老年患者少食用胆固醇含量较高的食物，下列属于胆固醇含量较高的食物的是（　　）。

A．蛋黄　　B．燕麦

C．苹果　　D．豆腐

（4）对于缺血性脑卒中老年患者来说，下列会导致其出现压疮的风险增大的因素是（　　）。

A．皮肤干燥　　B．自己可以改变体位

C．营养充足　　D．对疼痛的感知能力较差

（5）下列适合骨关节炎老年患者的运动方式是（　　）。

A．游泳　　B．爬山

C．上下楼梯　　D．负重步行

3．简答题

（1）简述对糖尿病老年患者进行膳食干预的方法。

（2）简述对缺血性脑卒中老年患者进行压疮预防干预的方法。

（3）简述对骨关节炎老年患者进行用药干预的方法。

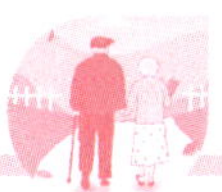

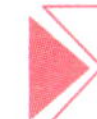

学习成果评价

请进行学习成果评价，并将评价结果填入表 4-7 中。

表 4-7　学习成果评价表

<table>
<tr><td>班级</td><td></td><td>组号</td><td></td><td>日期</td><td></td></tr>
<tr><td>姓名</td><td></td><td>学号</td><td></td><td>主讲教师</td><td></td></tr>
<tr><td>项目名称</td><td colspan="5">慢性病老年患者健康管理</td></tr>
<tr><td>评价项目</td><td colspan="3">评价内容</td><td>分值</td><td>评分</td></tr>
<tr><td rowspan="6">理论知识
20%</td><td colspan="3">高血压病老年患者健康监测、健康风险评估和健康危险因素干预</td><td>4</td><td></td></tr>
<tr><td colspan="3">糖尿病老年患者健康监测、健康风险评估和健康危险因素干预</td><td>4</td><td></td></tr>
<tr><td colspan="3">冠心病老年患者健康监测、健康风险评估和健康危险因素干预</td><td>3</td><td></td></tr>
<tr><td colspan="3">缺血性脑卒中老年患者健康监测、健康风险评估和健康危险因素干预</td><td>3</td><td></td></tr>
<tr><td colspan="3">慢性阻塞性肺疾病老年患者健康监测、健康风险评估和健康危险因素干预</td><td>3</td><td></td></tr>
<tr><td colspan="3">骨关节炎老年患者健康监测、健康风险评估和健康危险因素干预</td><td>3</td><td></td></tr>
<tr><td rowspan="6">实践技能
60%</td><td colspan="3">能够为高血压病老年患者进行健康管理</td><td>10</td><td></td></tr>
<tr><td colspan="3">能够为糖尿病老年患者进行健康管理</td><td>10</td><td></td></tr>
<tr><td colspan="3">能够为冠心病老年患者进行健康管理</td><td>10</td><td></td></tr>
<tr><td colspan="3">能够为缺血性脑卒中老年患者进行健康管理</td><td>10</td><td></td></tr>
<tr><td colspan="3">能够为慢性阻塞性肺疾病老年患者进行健康管理</td><td>10</td><td></td></tr>
<tr><td colspan="3">能够为骨关节炎老年患者进行健康管理</td><td>10</td><td></td></tr>
<tr><td rowspan="4">综合素养
20%</td><td colspan="3">遵守课堂纪律，积极回答问题</td><td>5</td><td></td></tr>
<tr><td colspan="3">养成细致、专注、严谨的学习态度</td><td>5</td><td></td></tr>
<tr><td colspan="3">传承中华传统美德，践行尊老爱老理念</td><td>5</td><td></td></tr>
<tr><td colspan="3">深化对老年人健康管理的认识，致力于实践创新与行业发展</td><td>5</td><td></td></tr>
<tr><td colspan="4">合计</td><td>100</td><td></td></tr>
<tr><td>自我评价</td><td colspan="5"></td></tr>
<tr><td>教师评价</td><td colspan="5"></td></tr>
</table>

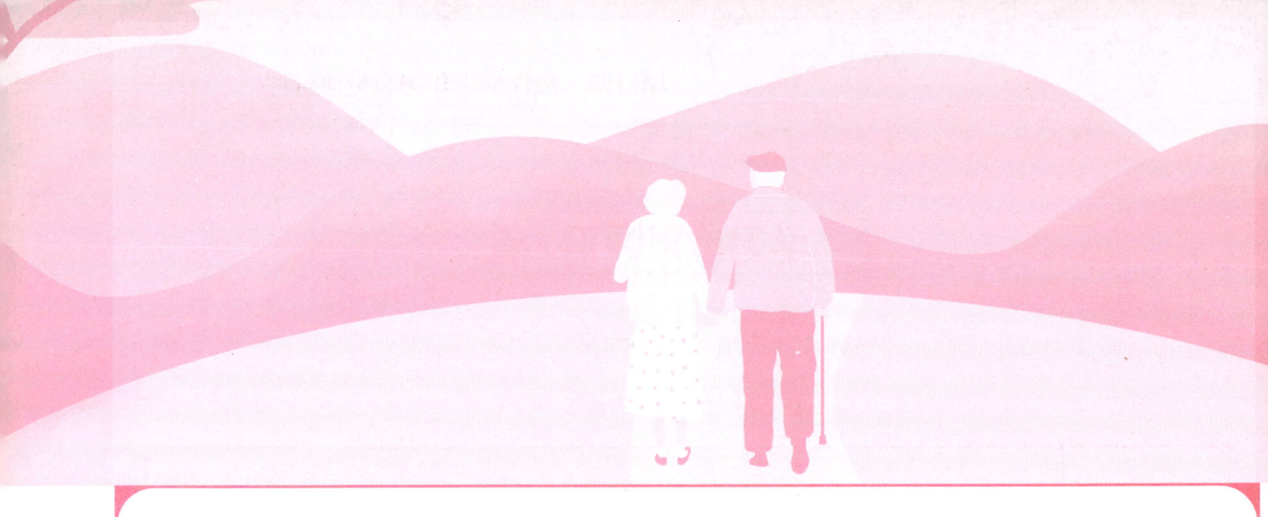

项目五 老年人健康指导

项目引言

健康指导是指根据个人或群体的健康需求，指导个人或群体掌握卫生保健知识，使之健康生活的过程。无论是健康的老年人，还是存在健康危险因素的老年人或患有慢性病的老年人，均需要掌握卫生保健知识，以保障身体健康。本项目主要介绍指导老年人接种疫苗、预防跌倒、预防骨质疏松症、用药、保护视力等方面的知识。

知识目标

- 了解老年人接种疫苗的益处，熟悉适合老年人接种的疫苗，掌握指导老年人接种疫苗的要点。
- 了解老年人跌倒的危害和危险因素，熟悉老年人跌倒的风险评估方法，掌握指导老年人预防跌倒的要点。
- 了解老年人患骨质疏松症的危害和危险因素，熟悉老年人患骨质疏松症的风险评估方法，掌握指导老年人预防骨质疏松症的要点。
- 了解老年人用药特征和指导老年人用药的意义，掌握指导老年人用药的要点。
- 了解老年人视力下降的原因，熟悉老年人视力评估的方法，掌握指导老年人保护视力的要点。

素质目标

- 具备强烈的责任感，始终保持对老年人健康高度负责的态度。
- 关注社会动态，为老年人提供及时、有效的健康指导。

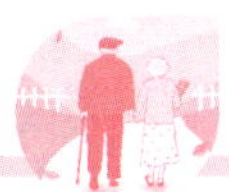

任务一　指导老年人接种疫苗

情景导入

2024 年 2 月 26 日—3 月 3 日是第三届国际带状疱疹关注周。为提高公众尤其是老年人对带状疱疹的认知，某社区联合卫生服务中心，组织辖区老年人开展了以“带状疱疹预防和治疗”为主题的科普活动。

活动前，社区进行了线上和线下宣传，以提高辖区老年人对此次活动的知晓率。活动中，卫生服务中心的健康管理人员介绍了带状疱疹的基本概念、病因、症状、传播途径、治疗方法等，并运用生动的案例和图片，详细地讲解了老年人接种带状疱疹疫苗的益处。

本次活动使老年人认识到了接种疫苗的重要性，增强了他们的疾病预防意识。参加活动的汪奶奶表示：“我之前都不知道带状疱疹这种疾病还可以预防，看来接种疫苗还是很有必要的。”

思考：

（1）除了带状疱疹疫苗，适合老年人接种的疫苗还有哪些？

（2）健康管理人员应如何指导老年人接种疫苗？

一、老年人接种疫苗的益处

世界卫生组织将每年 4 月的最后一周定为“世界免疫周”，其目的是促进疫苗接种（见图 5-1）工作，守护各年龄段人群的健康。随着年龄的增长，老年人的免疫系统功能会逐渐衰退，导致其对病原体的抵抗力减弱。因此，接种疫苗对保护老年人的生命安全至关重要。老年人接种疫苗的益处如下。

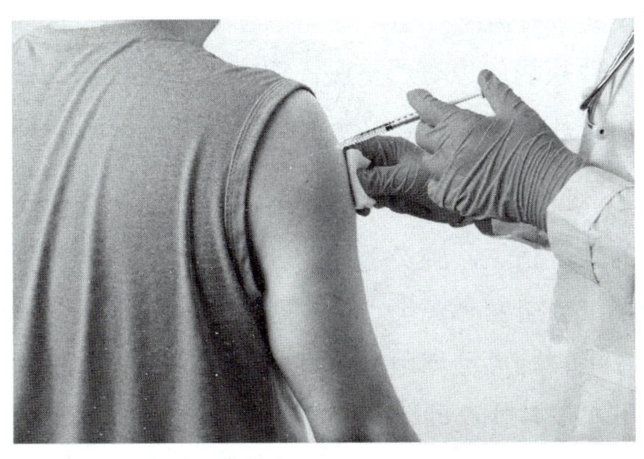

图 5-1　疫苗接种

（一）预防疾病

通过接种疫苗，老年人的免疫系统能够产生针对特定病原体的抗体。当老年人再次接触这种病原体时，免疫系统便会依循原有的“记忆”产生更多的抗体，以阻止病原体的侵害。因此，老年人接种疫苗可以增强免疫力，预防疾病的发生。

（二）降低并发症发生风险

老年人在患慢性病后，往往容易出现各种并发症。接种疫苗可以通过预防感染，降低慢性病并发症的发生风险，从而提高生活质量，延长寿命。

（三）阻止疾病传播

某群体的疫苗接种率达到一定水平后，可以降低病原体在该群体中的传染性，从而阻止疾病传播。因此，老年人接种疫苗不仅可以保护自己的健康，还可以间接保护身边其他人员的健康。

二、适合老年人接种的疫苗

适合老年人接种的疫苗有流感疫苗、肺炎链球菌疫苗、带状疱疹疫苗等。

（一）流感疫苗

流感（全称为“流行性感冒”）是流感病毒引起的对人类健康危害较严重的急性呼吸道传染病。接种流感疫苗是预防流感、减少重症流感发生的有效手段，同时可以减少医疗资源的消耗，提高医疗工作的整体效率。与其他年龄阶段的人相比，老年人患流感后的死亡风险最高。健康管理人员应建议老年人接种流感疫苗，并注意以下事项：

（1）流感病毒易发生变异，因此老年人每年接种流感疫苗才能获得较好的保护。老年人在接种流感疫苗2～4周后，体内可产生具有保护水平的抗体。健康管理人员应根据当地流感疫苗接种政策，建议老年人在每年当地流感流行季节前完成疫苗接种。

（2）若老年人对流感疫苗中任何一种成分过敏，或有过任何一种流感疫苗严重过敏史，则健康管理人员不应建议其接种流感疫苗。

（3）若老年人患有急性疾病、患有严重慢性病、处于慢性病的急性发作期或出现发热症状，则健康管理人员应建议其在疾病痊愈或病情稳定后再接种流感疫苗。

（二）肺炎链球菌疫苗

人体是肺炎链球菌的唯一宿主，肺炎链球菌通常在人体鼻咽部繁殖，并通过呼吸道飞沫传播。感染肺炎链球菌不仅会引发鼻窦炎、肺炎等呼吸系统疾病，还会引发脑膜炎、中耳炎等其他身体部位的疾病。接种肺炎链球菌疫苗是预防肺炎链球菌感染最有效的手段，因此，健康管理人员应建议老年人接种肺炎链球菌疫苗，并注意以下事项：

（1）健康管理人员应提醒老年人只接种1剂肺炎链球菌疫苗即可，若医生建议再次接种，

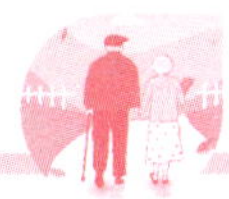

则两次接种的时间间隔应为5年及以上。

（2）人体在接种肺炎链球菌疫苗后会出现局部反应，如接种部位疼痛、出现红斑、肿胀等，对整体健康并无太大影响，健康管理人员应告知老年人不必过分担心。

（3）若老年人患有肺炎，健康管理人员应建议老年人在疾病痊愈后再接种。

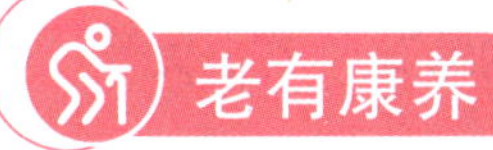

老有康养

疫苗接种宣传活动筑牢社区健康防线

2024年5月8日，广东省广州市荔湾区石围塘街道公共卫生委员会、杉栏社区公共卫生委员会开展了65岁及以上老年人肺炎链球菌疫苗免费接种宣传活动，活动目的是在流感季节加强社区老年人健康防护。

肺炎是一种严重的呼吸道疾病，可导致长期健康问题甚至死亡。对老年人来说，由于免疫力下降，他们更容易受到肺炎链球菌的侵袭。接种肺炎链球菌疫苗可以有效降低老年人患肺炎的风险，保护他们的健康。

工作人员在活动中详细地对疫苗免费接种政策进行了宣讲，解释了免费接种需要满足的条件、注意事项、普惠政策等，以促使更多的老年人参与接种，提高群体的免疫力。

在今后的工作中，石围塘街道将持续对疫苗免费接种政策开展广泛的宣传，让更多的老年人能够打消心中的顾虑，放心接种疫苗。

（资料来源：《石围塘街：杉栏社区开展老年人肺炎疫苗免费接种宣传活动》，广州市荔湾区人民政府官网，2024年5月9日）

（三）带状疱疹疫苗

带状疱疹是由病毒引起的皮肤病变，主要表现为成群的水疱沿周围神经呈带状分布，且多发于胸背部和头面部。人体在患带状疱疹后的主要症状为疼痛，同时伴有低烧、乏力等。患带状疱疹的最大危险因素是年龄，老年人非常容易患带状疱疹，因此，健康管理人员应建议老年人接种带状疱疹疫苗，并注意以下事项：

（1）无论老年人是否患过带状疱疹，健康管理人员都应建议其接种带状疱疹疫苗。对于正在患带状疱疹的老年人，健康管理人员应建议其待带状疱疹急性期结束且症状消失后再接种带状疱疹疫苗。

（2）若老年人凝血功能紊乱，则健康管理人员应建议其不要接种带状疱疹疫苗。

（3）人体在接种带状疱疹疫苗后最常见的不良反应是注射部位发红、肿胀、疼痛等，同时可能出现其他部位肌肉疼痛、疲乏、头痛、寒战、发热、胃肠道不适（如恶心、呕吐、腹泻和腹痛）等症状，一般程度较轻，健康管理人员应告知老年人不用进行特殊处理。

三、指导老年人接种疫苗的要点

健康管理人员指导老年人接种疫苗的要点如下：

（1）健康管理人员应时刻关注当地疫苗接种政策，以便为老年人提供最新的疫苗接种信息。

（2）健康管理人员应充分了解老年人患慢性病的种类、疾病的控制情况、过敏史等，以便判断老年人是否可以接种疫苗。

（3）在建议老年人接种疫苗前，健康管理人员应向老年人普及疫苗的相关知识，包括疫苗的种类、接种疫苗的作用等，以消除老年人的疑虑和担忧。

（4）健康管理人员应提醒老年人在接种疫苗时携带相关证件和手机，以便工作人员登记。

（5）多数疫苗的接种部位为上臂，健康管理人员应建议老年人在接种疫苗当天穿方便露出上臂的衣物。

（6）健康管理人员应建议老年人在接种疫苗后在现场留观 30 分钟，若无不适症状即可离开。

（7）健康管理人员应告知老年人，若在接种疫苗后出现明显的不适症状，应立即前往医院治疗。

（8）健康管理人员应建议老年人在接种疫苗后保持接种部位皮肤干净，避免用手抓挠接种部位。

（9）健康管理人员应建议老年人在接种疫苗后一周内尽量不要饮酒、剧烈运动等。

（10）健康管理人员应为每位接种疫苗的老年人建立详细的疫苗接种档案，记录接种日期、接种疫苗种类、不良反应情况等信息，以便后续进行随访和管理。

（11）在老年人接种疫苗后，健康管理人员应通过打电话、发短信等方式进行随访，以了解老年人的身体状况，并提供必要的指导和支持。

任务实施

为老年人提供接种疫苗指导

任务描述：

为了进一步推进社区民生实事项目落地，有效降低秋冬季老年人流感发病率，某社区下发了老年人免费接种流感疫苗的通知。健康管理人员小李看到通知后，立即将消息告知了与自己签约的季爷爷。请模拟小李为季爷爷提供接种流感疫苗指导的情景。

实施流程：

（1）2～3 名学生一组，一名学生扮演季爷爷，其他学生扮演健康管理人员。

（2）小组成员模拟为季爷爷提供接种流感疫苗指导的情景（假定季爷爷的身体状况可以接种流感疫苗），指导的内容可包括介绍接种流感疫苗的政策内容、介绍接种流感疫苗的作用、介绍接种流感疫苗的注意事项、鼓励季爷爷接种流感疫苗等。

（3）小组成员在课堂上展示模拟过程，主讲教师对小组成员的表现进行点评。

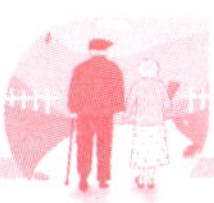

任务二　指导老年人预防跌倒

情景导入

胡爷爷患有缺血性脑卒中，下肢活动不便。某天夜里，胡爷爷从睡梦中醒来，想去卫生间，但不想麻烦老伴儿，并且他感觉自己在经过康复训练后下肢活动能力有所恢复，便在没有使用手杖的情况下独自去了卫生间。

在如厕结束后，由于起身时用力过猛，胡爷爷突然觉得头晕目眩、下肢无力，随后跌倒在卫生间。胡爷爷的老伴儿听到动静后，急忙拨打了救援电话，将胡爷爷送到了医院。经过医生检查，胡爷爷被诊断为左股骨颈骨折。胡爷爷很懊悔，他表示："我太大意了，要是当时让老伴儿陪我，或者使用手杖，可能就不会跌倒了。"

思考：

（1）上述案例中，导致胡爷爷跌倒的原因有哪些？除此之外，老年人跌倒的危险因素还有哪些？

（2）健康管理人员应如何指导老年人预防跌倒？

一、老年人跌倒的危害

跌倒在老年人中发生率较高，可能导致老年人出现骨折、软组织损伤、大脑损伤等一系列健康问题，甚至给老年人带来生命危险。同时，跌倒还会给老年人的心理带来伤害，老年人会因跌倒而产生恐惧、焦虑等消极情绪。此外，老年人跌倒后还可能需要进行住院治疗、康复护理等，这会给老年人带来沉重的经济负担。

老年人跌倒后应如何急救

二、老年人跌倒的危险因素

老年人跌倒事件的发生通常与生理功能、既往史、用药情况、环境状况等方面的危险因素有关。

（一）生理功能方面

（1）平衡能力下降。随着年龄的增长，老年人肌肉力量减弱（特别是下肢肌肉力量），导致站立和行走时稳定性降低，易因失去平衡而跌倒。

（2）感觉功能衰退。视觉、听觉等感觉功能衰退会影响老年人对周围环境的判断，从而增加老年人跌倒的风险。

（3）骨骼系统功能衰退。骨骼系统功能衰退包括骨密度下降、骨强度下降、关节灵活性下降等，这些变化易导致老年人跌倒。

（二）既往史方面

（1）既往病史。患有心血管疾病、帕金森病、骨质疏松症、阿尔茨海默病等疾病的老年人可能会因身体虚弱、行动不便、有认知障碍等而跌倒。

（2）跌倒史。跌倒可能加重老年人的身体负担和心理负担，从而使老年人易再次跌倒。

（三）用药情况方面

老年人服用了镇静催眠药、抗抑郁药、降压药、降糖药等药物后，可能会出现嗜睡、头晕、低血压等不良反应，从而增加跌倒的风险。此外，一些老年人因患有多种疾病而需要同时服用多种药物，这些药物之间可能存在相互作用，导致不良反应出现或加剧，进而引发跌倒事件。

（四）环境状况方面

环境状况方面的危险因素包括地面湿滑或不平、斜坡过于陡峭、门槛过高、照明条件不佳、家具摆放杂乱或设计不合理、通道狭窄、扶手缺失、人流拥挤等。

（五）其他方面

其他方面的危险因素包括老年人使用辅助器具（如助行器、轮椅等）的方式不当、着装过于宽松、未穿防滑鞋、过量饮酒、缺乏运动、对室外环境不熟悉、独居等。

三、老年人跌倒的风险评估

若老年人存在跌倒危险因素，健康管理人员应对其跌倒风险进行评估。健康管理人员可使用 Morse 跌倒风险评估量表（见表 5-1）来评估老年人的跌倒风险。

表 5-1　Morse 跌倒风险评估量表

评估指标	评估细则	分值	得分
跌倒史	近 3 个月内未发生过跌倒事件	0	
	近 3 个月内发生过跌倒事件	25	
患有会增加跌倒风险的疾病的数量	0～1 个	0	
	2 个及以上	15	
行走情况	不需要使用辅助器具行走	0	
	需要使用手杖、腋杖等辅助器具行走	15	
	需要扶靠桌子、墙面等行走	30	

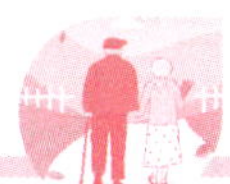

续表

评估指标	评估细则	分值	得分
是否接受药物治疗	否	0	
	是	20	
步态	步态正常	0	
	双下肢虚弱乏力，步行时步幅小、弯腰或拖着脚等	10	
	下肢残疾或功能障碍，步行时不能抬头、下肢颤抖、难以移步等	20	
认知状态	具备自主行为能力	0	
	无自主行为能力	15	
总得分：________ 若总得分为25分以下，则该老年人的跌倒风险为低风险；若总得分为25～45分，则该老年人的跌倒风险为中风险；若总得分为45分以上，则该老年人的跌倒风险为高风险			

注：“接受药物治疗”是指老年人服用了降压药、镇静催眠药、抗抑郁药、抗癫痫药、降糖药等药物。

四、指导老年人预防跌倒的要点

采取科学的预防措施可以降低老年人跌倒的风险和跌倒后损伤的严重程度。健康管理人员可根据以下要点来指导老年人预防跌倒。

（一）正确使用辅助器具

正确使用辅助器具能够提高老年人在行动时的安全性，健康管理人员应根据老年人的身体状况帮助其选择合适的辅助器具，并指导其正确使用。例如，若老年人腿脚不便，健康管理人员应为老年人选择合适的助行器、轮椅等辅助器具，并教会老年人使用辅助器具前进、后退或转弯等；若老年人视力衰退，健康管理人员应为老年人选择合适的眼镜、盲杖等辅助器具，并告知老年人辅助器具的使用方法与注意事项等。

知识链接

助行器

助行器是指能辅助人体支撑体重、保持平衡和行走的工具，对下肢无力、步行平衡性差的老年人十分有帮助。

根据民政部发布的《中国康复辅助器具目录（2023年版）》，助行器可分为单臂操作助行器和双臂操作助行器。单臂操作助行器主要包括手杖、肘拐、前臂支撑拐、腋杖、带座手杖等；双臂操作助行器主要包括框架式助行器（见图5-2）、轮式助行器、座式助行器、台式助行器等。

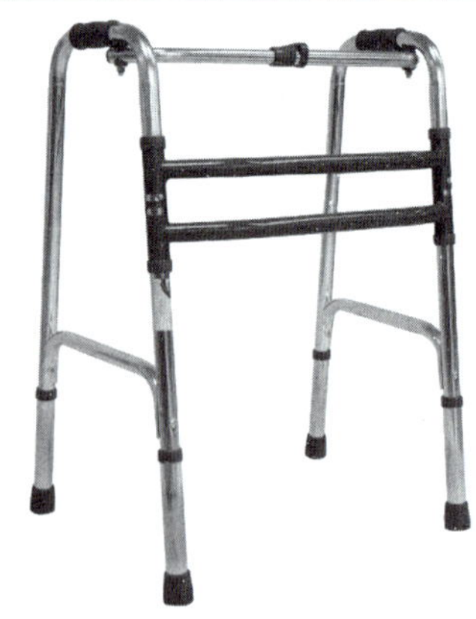

图 5-2　框架式助行器

一般来说，手杖适用于上肢功能正常、下肢功能障碍且对承重要求不高的老年人，前臂支撑拐适用于下肢功能中度障碍者且手腕不能承重的老年人；双臂操作助行器适用于上肢功能正常，但下肢承重能力较差的老年人。此外，双臂操作助行器支撑面积更大，更稳定，但使用时行进速度缓慢，多用于室内。健康管理人员应仔细评估老年人的状况，并为其选择合适的助行器。

（二）养成良好的生活习惯

老年人长期坚持良好的生活习惯不仅能预防跌倒，还能提高健康水平和生活质量。健康管理人员可从以下方面指导老年人养成良好的生活习惯：

（1）健康管理人员应建议老年人在转换体位时放慢动作，如睡醒后应缓慢坐起，坐起后应等待片刻再站起，站起后应等待片刻再行走。此外，健康管理人员应提醒老年人不要深低头或猛转头。

（2）沐浴时水温过高容易导致浴室内空气流通性变差，进而造成老年人出现头晕、眼花甚至晕厥等症状，增加跌倒风险。因此，健康管理人员应建议老年人在沐浴时水温不宜过高（应控制在 40℃左右），且沐浴时间不宜过长（应控制在 10～20 分钟）。同时，健康管理人员应建议老年人在沐浴时不要封闭门窗，应留有一定的空隙，以使空气可以流通。

（3）健康管理人员应建议老年人在外出时避免穿过于宽松或紧绷的衣物，同时应穿防滑、舒适的鞋子，不应穿拖鞋。此外，健康管理人员应建议老年人尽量不要前往地面湿滑的地方，也不要前往人流过多或无人的地方。

（4）健康管理人员应建议老年人不要坐过于软的沙发或椅子，尽量选择有扶手、有靠背的沙发或椅子。

（5）运动对于提高平衡能力、增强肌肉力量有积极的作用，健康管理人员应建议老年人坚持运动。

（6）营养均衡的膳食可以帮助老年人延缓肌肉衰减，增加骨密度，健康管理人员应建议老年人每日摄入足够的蛋白质、维生素、钙元素等。

（7）健康管理人员应告知服药的老年人不要随意增减药量，并提醒老年人关注自己服药后是否会出现头晕、嗜睡等症状，若有，应建议其在服药后减少活动。

（三）注意居住环境安全

安全的居住环境能够减少跌倒隐患，降低老年人的跌倒风险。健康管理人员可从以下方面指导老年人注意居住环境安全：

（1）健康管理人员应建议老年人确保卧室、厕所、走廊等场所光线充足。

（2）健康管理人员应建议老年人确保居住环境整洁，家具摆放位置合理，室内通道无障碍。

（3）健康管理人员应建议老年人将常用物品放置在可伸手触碰到的位置，并避免使用梯子等易导致跌倒的物品。

（4）健康管理人员应建议老年人确保地面（尤其是卫生间的地面）干燥，并在卫生间放置防滑垫。

（四）注意心理健康

老年人的心理状态不佳可能会影响身体的平衡性，导致跌倒事件的发生。若老年人存在抑郁、焦虑等心理问题，健康管理人员应鼓励老年人参与社交活动，与家属、朋友保持联系，保持良好的心理状态，以降低跌倒的风险。

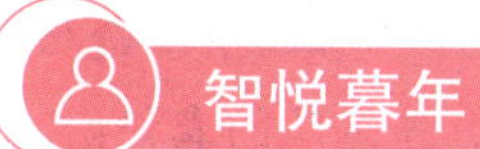

智能防跌倒项目守护老年人的健康

为了预防老年人跌倒，浙江省宁波市北仑区卫生健康局在全市率先将基于人工智能技术的老年人防跌倒项目应用于霞浦街道社区卫生服务中心。

据了解，该项目实施过程中，北仑区卫生健康局首先通过平衡功能检测分析仪采集老年人的运动轨迹、步态参数、平衡能力、姿势变化等重要信息，同时将采集到的数据上传到云端进行进一步分析与管理，同步实现老年人跌倒风险的评估。随后，北仑区卫生健康局利用人工智能、大数据等技术，为老年人制订了个性化预防方案。项目实施后的一周内，已有 50 多位老年人参与。该项目的负责人表示，后期将多措并举，加大筛查力度，让辖区内更多的老年人享受该项福利。

该项目的应用为医护人员提供了更全面、更精准的技术支持，有助于减少老年人跌倒事故，降低医疗成本，促进社区健康服务体系的升级和发展。

（资料来源：刘盈蓉，《全市首家“AI+互联网”技术赋能老年人防跌倒管理落地北仑》，宁波市北仑区人民政府官网，2023 年 12 月 4 日）

任务实施

为老年人提供预防跌倒指导

任务描述：

齐奶奶今年 76 岁，患有高血压病多年，平时需要使用手杖行走，步态正常，具备自主行为能力。一个月前，齐奶奶在购物时不小心跌倒，虽未受伤，但随后一直对跌倒有恐惧感。此外，齐奶奶经常在起身时感觉头晕、站不稳。请为齐奶奶提供预防跌倒指导。

实施流程：

（1）2～3 名学生一组，找出齐奶奶存在的跌倒危险因素，评估齐奶奶的跌倒风险，并提出可以预防齐奶奶跌倒的措施。

（2）小组成员在课堂上展示自己的成果，主讲教师对小组成员的表现进行点评。

任务三　指导老年人预防骨质疏松症

情景导入

为了了解某养老院内老年人对骨质疏松症的认识程度，并为老年人普及预防骨质疏松症的相关知识，该养老院的健康管理人员组织了一场讨论会。活动中，养老院的龚奶奶、马爷爷、季爷爷都发表了自己的看法。

龚奶奶认为："骨质疏松症对老年人身体的伤害十分严重，因此每位老年人都应该采取措施预防骨质疏松症。"

马爷爷认为："为了预防骨质疏松症，我们老年人应减少运动量，以免伤到骨头。"

季爷爷认为："听说补充钙元素可以预防骨质疏松症，因此老年人必须通过服用钙剂来补充钙元素。"

在老年人发完言后，健康管理人员肯定了老年人的正确观点，并对错误观点进行了纠正，同时详细地介绍了老年人预防骨质疏松症的方法。在讨论会结束后，老年人都表示学到了很多有用的知识。

思考：

（1）龚奶奶、马爷爷、季爷爷的观点中，谁的观点是正确的？谁的观点是错误的？

（2）健康管理人员应如何指导老年人预防骨质疏松症？

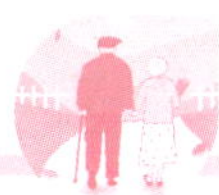

一、老年人患骨质疏松症的危害

骨质疏松症是以骨量减少、骨的微细结构破坏导致骨脆性和骨折危险性增加为特征的慢性进行性疾病。老年人在骨质疏松症早期通常没有明显的症状，但如果不加以重视，疾病严重时可能会造成严重危害，具体如下。

（一）出现疼痛

老年人患骨质疏松症最明显的症状为疼痛，最常见于腰部、背部、腿部等，严重时可引起全身骨骼疼痛。这种疼痛常表现为慢性疼痛，在体力劳动后会明显加重，严重影响老年人的生活质量。

（二）导致骨折

老年人患骨质疏松症后极易发生骨质疏松性骨折（可在全身各个部位发生），以髋部、脊柱、腕部等部位骨折最为常见。老年人在骨折后不易痊愈，重要部位骨折还可能导致老年人长期卧床，生活不能自理，并引起泌尿系统感染、压疮等并发症。此外，骨折还会引发心理问题，导致老年人出现沮丧、失落、抑郁等不良情绪。

（三）导致骨骼畸形

骨质疏松症可能会导致老年人骨骼畸形，如脊柱畸形、胸廓畸形等。骨骼畸形不仅影响老年人的外观，还可能对老年人的心肺功能造成不良影响，危害老年人的健康。此外，骨骼畸形还可能影响老年人行走等日常活动。

二、老年人患骨质疏松症的危险因素

老年人骨质疏松症的发生与多种危险因素紧密相关，了解并识别这些危险因素对预防骨质疏松症至关重要。老年人患骨质疏松症的危险因素主要包括以下方面。

（一）年龄和性别方面

随着年龄的增长，钙调节激素分泌失调会导致骨代谢紊乱，从而导致骨质流失。因此，年龄越大，患骨质疏松症的风险越高。此外，研究表明，在患骨质疏松症的老年人中，女性的比例较高，这与女性峰值骨量较低、更年期后雌激素水平快速下降等原因有关。

（二）生活习惯方面

老年人的许多不良生活习惯会导致其患骨质疏松症。例如，烟草中的物质会导致骨骼的细微结构发生变化，因此，吸烟易导致老年人患骨质疏松症；长期饮用碳酸饮料（见图 5-3）会导致体内钙

为什么吸烟会导致老年人患骨质疏松症

元素流失，进而增加老年人患骨质疏松症的风险。此外，大量饮酒、大量饮用咖啡和茶、缺乏运动、缺乏日照等不良生活习惯都可能导致老年人患骨质疏松症。

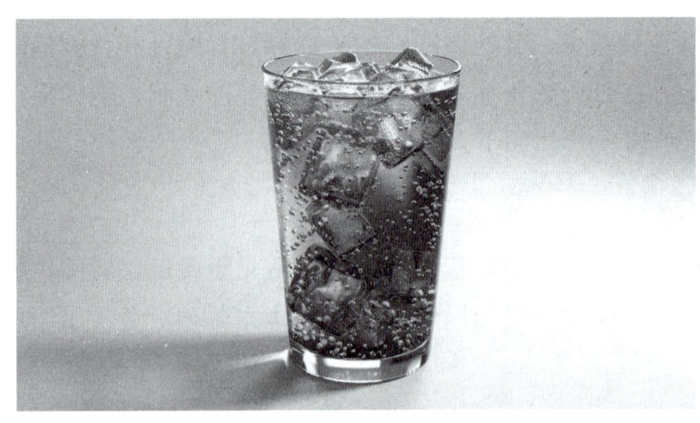

图 5-3　碳酸饮料

（三）营养状况方面

老年人长期缺乏营养素会导致其患骨质疏松症。例如，钙元素和磷元素是骨基质的重要组成成分，并共同参与骨代谢，若老年人长期缺乏钙元素和磷元素，则可能患骨质疏松症；维生素 D 能有效促进人体对钙元素和磷元素的吸收，从而促进骨基质合成，若老年人长期缺乏维生素 D，则可能患骨质疏松症。此外，长期缺乏蛋白质、β-胡萝卜素、叶黄素、玉米黄素等营养素也易导致老年人患骨质疏松症。

（四）患病和用药情况方面

某些疾病本身易导致老年人患骨质疏松症，如慢性肾脏疾病、糖尿病、甲状腺疾病、类风湿性关节炎、高尿酸血症、重型地中海贫血症等疾病。此外，部分药物会影响老年人的骨代谢，如抗凝血药、糖皮质激素类药物、抗肿瘤药、抗癫痫药等，若老年人长期使用这些药物，则其患骨质疏松症的风险会大大增加。

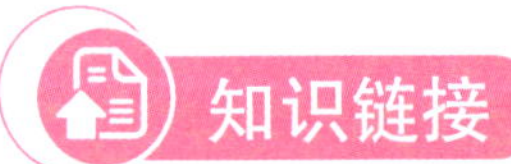

关于骨质疏松症的误区

误区一：患骨质疏松症是一种自然老化现象。

很多老年人认为人在衰老后都会患骨质疏松症，这是一种自然老化现象。健康管理人员应告知老年人，骨质疏松症是一种疾病，可以通过科学的方法预防。

误区二：多喝骨头汤可以预防骨质疏松症。

很多老年人认为“吃啥补啥”，所以多喝骨头汤可以预防骨质疏松症。健康管理人员应告知老年人，骨头汤里的钙元素含量其实非常低，且骨头汤里溶解了大量的脂肪，多喝骨头汤非但不能预防骨质疏松症，还会引起其他健康问题。

误区三：患骨质疏松症仅仅是因为缺乏钙元素。

很多老年人认为患骨质疏松症仅仅是因为缺乏钙元素。健康管理人员应告知老年人，骨质疏松症主要是骨代谢异常造成的，钙元素仅仅是组成骨头的一种元素，患骨质疏松症不仅仅是因为缺乏钙元素，不能只通过补充钙元素来预防骨质疏松症。

三、老年人患骨质疏松症的风险评估

若老年人存在患骨质疏松症的危险因素，健康管理人员可采用表 5-2 对老年人患骨质疏松症的风险进行评估。若老年人患骨质疏松症的风险较高，健康管理人员应建议其前往医院进行进一步检查（如检测骨密度等），并积极采取预防措施。

表 5-2　老年人患骨质疏松症风险评估量表

评估细则	评估结果（是或否）
是否曾经因为轻微碰撞或跌倒而损伤骨骼？	
父母是否曾经因为轻微碰撞或跌倒而损伤骨骼？	
是否连续 3 个月以上服用激素类药物？	
身高是否比年轻时降低了 3 厘米及以上？	
是否经常过度饮酒（每周中有 5 天以上饮酒）？	
是否每天吸烟超过 20 支？	
是否经常腹泻（由腹腔疾病引起）？	
是否在 45 岁之前绝经？（女士回答）	
除了怀孕期间，是否曾经有过连续 12 个月以上没有来月经的经历？（女士回答）	
是否出现过雄激素过低的相关症状？（男士回答）	

注：若老年人有任何一项的评估结果为“是”，则其患骨质疏松症的风险为高风险。

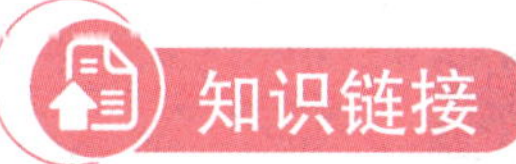

亚洲骨质疏松症风险指数法

亚洲骨质疏松症风险指数（OSTA 指数）法是一种针对绝经后女性的简易骨质疏松症自查方法，健康管理人员可建议女性老年人计算自己的 OSTA 指数，以此判断自己是否有患骨质疏松症的风险。OSTA 指数计算的具体方法如下：

$$\text{OSTA 指数}=[\text{体重（kg）}-\text{年龄}]\times 0.2$$

若 OSTA 指数大于−1，则该老年人患骨质疏松症的风险为低风险；若 OSTA 指数为−4～−1，则该老年人患骨质疏松症的风险为中风险；若 OSTA 指数小于−4，则该老年人患骨质疏松症的风险为高风险。

四、指导老年人预防骨质疏松症的要点

采取科学的措施可有效预防骨质疏松症，健康管理人员可根据以下要点来指导老年人预防骨质疏松症。

（一）补充营养素

首先，健康管理人员应建议老年人确保每日摄入足够的钙元素（推荐摄入量为每天 1 000 mg）。若老年人不能从食物中摄取足够的钙元素，健康管理人员应建议其服用钙剂。

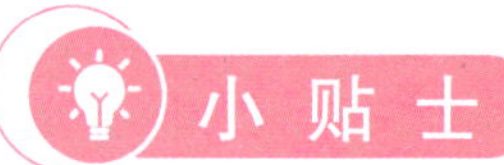

市面上钙剂品种较多，按照成分不同，主要可分为无机钙和有机钙。无机钙包括氧化钙、碳酸钙、磷酸氢钙、氯化钙、氢氧化钙等，有机钙包括乳酸钙、葡萄糖酸钙、枸（jǔ）橼（yuán）酸钙等。其中，无机钙的钙元素含量较高，但不易溶解和吸收，对胃肠道的刺激性较大；有机钙易溶解和吸收，对胃肠道的刺激性较小，但钙元素含量较低。

若老年人胃酸分泌不足，健康管理人员不应建议其服用无机钙；若老年人患有糖尿病，健康管理人员不应建议其服用葡萄糖酸钙等含糖的钙剂；若老年人患有高磷血症，健康管理人员不应建议其服用磷酸氢钙等含磷的钙剂。此外，健康管理人员应建议老年人在饭后服用钙剂，这样可减轻钙剂对胃肠道的刺激；若老年人服用的钙剂是咀嚼片，健康管理人员应建议老年人将钙剂充分咀嚼。

其次，健康管理人员应建议老年人每日摄入足够的维生素 D，以促进钙元素的吸收。除了可以从食物和药剂中摄取维生素 D 外，适当接受阳光照射（见图 5-4）也可以促进体内维生素 D 的合成，健康管理人员应建议老年人在天气合适的情况下接受阳光照射，但需避免被晒伤。

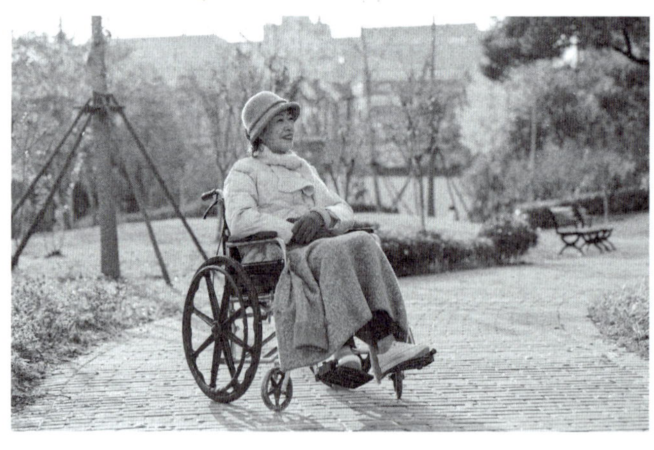

图 5-4　接受阳光照射的老年人

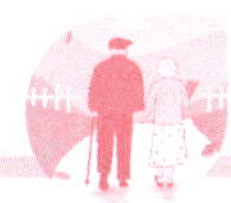

最后，健康管理人员还应建议老年人每日摄入足够的蛋白质、镁元素、钾元素、磷元素、锌元素等。但需注意的是，健康管理人员应告知老年人不可摄入过多的蛋白质和盐分，以免加速钙元素的流失。

（二）坚持运动

人体在运动的过程中，肌肉的收缩和舒张会对骨骼产生刺激作用，从而提高骨强度。健康管理人员应根据老年人的身体状况和兴趣爱好，为其制订合适的运动方案。在制订运动方案时，健康管理人员应注意，运动的负荷量需要超过老年人日常体力活动的负荷量，当老年人的骨骼适应了既定的负荷量后，可以循序渐进地增加负荷量。此外，停止运动一段时间后，运动对骨骼的积极效应会减弱或消失。因此，健康管理人员应告知老年人，只有坚持运动才能预防骨质疏松症。

（三）戒烟限酒

烟草中的有害物质会干扰人体对钙元素的吸收和利用，影响骨密度，因此长期吸烟会影响骨骼健康；长期过量饮酒会导致人体内维生素 D 水平下降，对骨骼健康产生不利影响。因此，健康管理人员应建议老年人戒烟限酒，以保护骨骼健康。

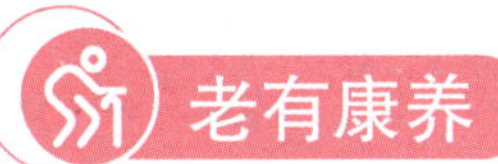

老有康养

义诊进社区，关爱老年人骨骼健康

为了向社区老年人普及健康知识，提高老年人防治骨质疏松症的意识，2021 年 7 月 13 日上午，浙江省宁波市海曙区学院社区的工作人员和志愿者在某小区开展了“义诊社区行——关爱老年人骨骼健康”活动。

活动当天，志愿者早早来到现场做准备工作，工作人员则带来了专业的骨密度测量仪器，为老年人免费测量骨密度。

来参加活动的老年人络绎不绝，人家都对骨密度测量仪器非常感兴趣。测量前，工作人员先询问了老年人的年龄、身高和体重，然后使用骨密度测量仪器为老年人进行骨密度测量。测量结果显示，很多老年人的骨密度值都低于正常值。测量结束后，工作人员为每一位老年人提供了有针对性的健康指导，建议他们合理有效地补钙、保持良好的生活习惯等。

此次义诊活动让社区老年人对自己的骨骼健康有了更加深入的了解，进一步推动了健康社区的构建。

（资料来源：《义诊社区行——关爱老人骨骼健康》，宁波市海曙区人民政府官网，2021 年 7 月 15 日）

任务实施

为老年人提供预防骨质疏松症指导

任务描述：

杨奶奶今年 76 岁，体重 60 kg，身高 160 cm（比年轻时矮了 4 cm），她平日里喜爱打太极拳，天晴时会出门晒太阳。在饮食习惯方面，杨奶奶平日爱喝茶，爱喝骨头汤。此外，杨奶奶的肠胃功能紊乱，经常腹泻。请为杨奶奶提供预防骨质疏松症指导。

实施流程：

（1）2～3 名学生一组，找出杨奶奶存在的骨质疏松症危险因素，评估杨奶奶患骨质疏松症的风险，并提出可以预防杨奶奶患骨质疏松症的措施。

（2）小组成员在课堂上展示自己的成果，主讲教师对小组成员的表现进行点评。

任务四　指导老年人用药

情景导入

唐奶奶今年 70 岁，患有高血压病多年。三天前，唐奶奶患了感冒，出现了流涕、咳嗽等症状。唐奶奶的邻居告诉她，服用抗生素可以治疗感冒。为了缓解症状，唐奶奶便听从了邻居的建议，服用了抗生素。

可没想到的是，唐奶奶在服药后非但症状没有缓解，反而经常头晕，走路时还跌倒了。唐奶奶的家属将其送到了医院就诊，医生检查后发现，唐奶奶头晕的症状是未按医嘱服用降压药所致的，这次错误服用抗生素也加剧了药物的不良反应。

思考：

（1）老年人用药特征有哪些？

（2）健康管理人员应如何指导老年人用药？

一、老年人用药特征

老年人患各种疾病的概率相对较高，因此用药频率也较高，且用药特征复杂。老年人用药特征主要包括用药种类多、药物依从性差、容易出现不良反应等。

（一）用药种类多

许多老年人所患的疾病种类较多，症状长期存在，因此同时使用多种药物的情况在老年人中普遍存在。2019 年针对上海市某社区的一项调查结果显示，与该社区卫生服务中心

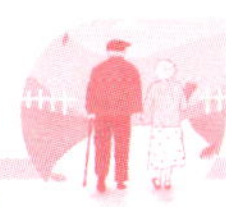

签约的 65 岁及以上的老年人中，有 81%为多病共存患者，即患有两种及以上慢性病；在这些多病共存的老年人中，有 75.3%的老年人存在多重用药情况，有 40.8%的老年人服用 6 种及以上药物。

（二）药物依从性差

老年人普遍存在药物依从性差的现象，主要表现为忘记服药、服药方法错误、随意增减药量、未坚持服药、未按规定时间服药等。这可能与老年人记忆力减退、对用药目的不了解、对用药存在抵触情绪等原因有关。

（三）容易出现不良反应

健康管理人员如何应对老年人用药的不良反应

老年人用药种类越多，不同药物之间的相互作用就越多，发生药物不良反应的可能性也就越大。根据《国家药品不良反应监测年度报告（2023 年）》，65 岁及以上老年人的药品不良反应报告占全部人群报告的 33.1%，与 2022 年相比有所升高。

知识链接

常见的老年人用药后的不良反应与应对方法

常见的老年人用药后的不良反应主要包括消化系统不良反应、神经系统不良反应、循环系统不良反应等。各种不良反应的具体表现与应对方法如下。

1．消化系统不良反应与应对方法

消化系统不良反应包括恶心、呕吐、腹胀、腹泻等，容易引起这类不良反应的药物主要有解热镇痛药、抗肿瘤药、抗生素等。对于出现这类不良反应的老年人，健康管理人员应建议其在用药期间多食用清淡的、容易消化的食物，如小米粥、蔬菜汤等。

2．神经系统不良反应与应对方法

神经系统不良反应包括头晕、头痛、乏力、嗜睡等。对于出现这类不良反应的老年人，健康管理人员应提醒其在服药后避免进行剧烈运动，并可以通过按摩缓解不适症状。此外，还有部分药物会导致老年人出现精神错乱、失眠、惊厥等症状，健康管理人员应仔细了解老年人的症状，及时记录，同时可以建议老年人向医生咨询是否需要调整药物或药量。

3．循环系统不良反应与应对方法

循环系统不良反应包括心悸、胸闷、心率加快、心慌等。对于出现这类不良反应的老年人，健康管理人员应提醒其在服药后多休息，并保持心情舒畅。

4．其他不良反应与应对方法

其他不良反应包括口干、咳嗽、浮肿、肥胖、听力下降、尿失禁等。健康管理人员应了解老年人能否忍受，若不能，应为老年人提供心理支持，并安排定期随访，同时建议其咨询医生。

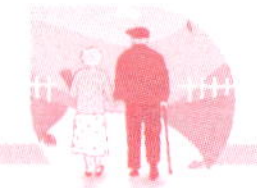

二、指导老年人用药的意义

首先，为老年人提供科学的用药指导能够充分发挥药物的治疗作用，帮助老年人控制疾病，减轻症状，提高生活质量。

其次，为老年人提供科学的用药指导能够帮助他们了解药物的正确使用方法与注意事项等，从而减轻因用药不当导致的不良后果。

最后，为老年人提供科学的用药指导能够帮助他们更好地管理自己的健康，提高其自我保健能力。这不仅能够减轻医疗系统的负担，还能够促进家庭和社会的和谐稳定。

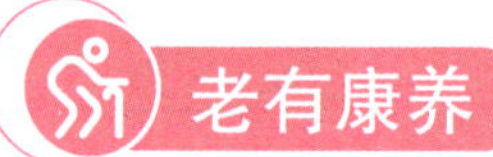

“精准助老”药事服务守护老年用药安全

为切实保障老年人用药安全，为老年人提供更加优质、精准、高效的药事服务，江苏省南京市市场监督管理局药品化妆品监督管理处联合玄武区市场监督管理局走进某养老机构，一起关爱老年人的健康。

在活动现场，南京市市场监督管理局与玄武区市场监督管理局要求玄武区“精准助老”药事服务站点以精益求精的态度提供良好的服务，将药品质量安全管理与老年人合理用药服务有机结合，不断提高老年人的健康生活品质。同时，在活动中，药事服务站点的药师们耐心地为老年人详细介绍常见药品的分类、功效、使用方法及购买药品的注意事项，解答老年人在药品安全方面的疑问，并告知大家要以适当的方法、以适当的剂量、在适当的时间准确用药，注意药品的禁忌、不良反应、相互作用等。

此外，玄武区市场监督管理局的工作人员还要求药事服务站点广泛征求老年人的意见，为养老机构的老年人建立用药档案，指导养老机构护理人员监测药品不良反应、及时调整用药方案等，让助老服务更精准、更暖心。

“对于我们老年人来说，健康问题是最重要的。这次‘精准助老’活动真的太实用了！”参加活动的王爷爷开心地说道。

在接下来的工作中，药事服务站点的药师们将继续点对点地为养老机构的老年人提供上门用药指导、安全用药知识讲座、线上答疑、药箱清理等药事服务，进一步满足养老机构老年人安全用药的需求。此外，南京市市场监督管理局也将指导各区进一步总结“药品监管+药事服务”模式经验，用好“精准助老”药事服务站点，努力帮助更多老年人安全、合理、科学、有效用药。

（资料来源：宁市轩，《江苏南京：执业药师上门 点对点保障老年人用药安全》，中国网，2024 年 5 月 22 日）

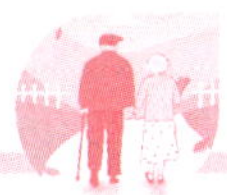

三、指导老年人用药的要点

（一）指导患慢性病的老年人用药的要点

健康管理人员在指导患慢性病的老年人用药时，应先仔细评估老年人的用药情况，然后对老年人进行有针对性的用药指导，如解释每种药物的作用、详细说明药物的服用方法、叮嘱老年人不要随意增减药量、告知老年人可能出现的药物不良反应与应对方法等。同时，健康管理人员还可以定期帮助老年人整理药箱，清除药箱中已过期的药物，并将药箱放置在老年人方便拿取的位置。此外，健康管理人员还应告知老年人务必从正规渠道购买药物，且不要盲目相信偏方，更不可自我药疗。

（二）指导感冒的老年人用药的要点

不同老年人患感冒后的症状有所不同，因此需要服用的药物也不同。健康管理人员应告知老年人，若感冒症状为头痛、头晕、全身肌肉酸痛等，则可选择镇痛药；若感冒症状为鼻塞，则可选择鼻黏膜血管收缩药；若感冒症状为咳嗽，则可选择止咳药（若有痰，可将止咳药和祛痰药联用）。

在指导感冒的老年人用药时，健康管理人员还需要注意以下两点：

（1）感冒一般可分为病毒性感冒和细菌性感冒。若老年人患的是病毒性感冒，则不应建议其使用抗生素，以免影响免疫功能；只有当老年人患的是细菌性感冒时，才可建议其使用抗生素。

（2）健康管理人员应告知老年人，很多治疗感冒的药物都含有对乙酰氨基酚，在服用多种药物时应查看其中对乙酰氨基酚的含量，并确保每日服用对乙酰氨基酚的量不超过 2 g，以免对肝脏造成损伤。

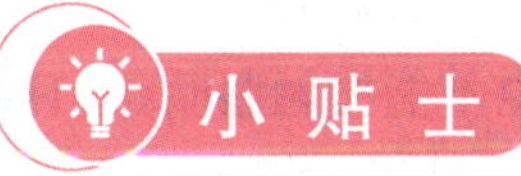

除上述注意事项外，健康管理人员还应告知老年人，治疗感冒的药物并不能起到预防作用，因此不应在没有患感冒的情况下服药，否则会打破人体内的平衡，增加肝脏和胃部的负担。

（三）指导受外伤的老年人用药的要点

老年人在日常生活中可能会受到各种外伤，如擦伤、烫伤、扭伤等，正确用药对于老年人伤情的好转十分重要。健康管理人员可根据伤情为受外伤的老年人提供以下用药指导：

（1）健康管理人员应告知老年人，若伤口较小，且出血量也较少，则可使用生理盐水或肥皂水清洗伤口，然后用碘伏消毒，最后用创可贴（见图 5-5）贴住伤口。需要注意的是，健康管理人员应告知老年人，不要将创可贴贴得太久、太紧，且创可贴只适用于较浅、齐整、出血量不多且不需要缝合的小伤口，不适用于烧伤、烫伤、动物咬伤、较深的扎伤等伤口。

（2）健康管理人员应告知老年人，若伤口出血量较多，则可在清洗伤口后使用止血药物，并按压伤口 20 分钟。如果仍然无法止血，应立即前往医院处理。

（3）健康管理人员应告知老年人，若伤口为较深的刺伤或扎伤，则有感染破伤风梭菌的风险，应先清洗伤口，然后涂抹碘伏消毒，再前往医院治疗。

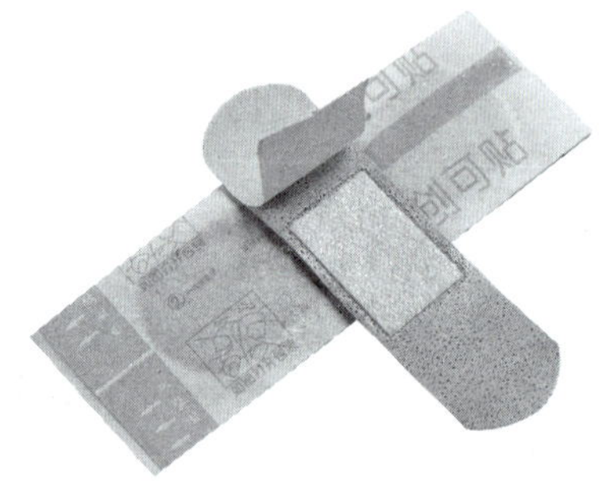

图 5-5　创可贴

（4）健康管理人员应告知老年人，若皮肤被烫伤，应根据烫伤程度用药。若烫伤程度为一度烫伤，则应立即将伤处浸在凉水中（或将冰块敷于伤处）进行冷却治疗，并在冷却治疗 30 分钟后将烫伤膏涂于伤处；若烫伤程度为二度烫伤且烫伤的面积不大（烫伤面积小于躯体面积的 30%），则应尽快进行冷却治疗，然后用纱布或干净毛巾包好伤处并前往医院治疗；若烫伤程度为二度烫伤且烫伤的面积较大（烫伤面积大于等于躯体面积的 30%），或烫伤程度为三度烫伤，则应立即用纱布或干净毛巾简单包扎伤处，然后前往医院治疗。

小 贴 士

一度烫伤为皮肤表层损伤，皮肤轻度红肿、无水疱、疼痛明显；二度烫伤为真皮损伤，皮肤红肿、疼痛、有大小不等的水疱；三度烫伤为最严重的烫伤，可造成皮下脂肪、肌肉甚至骨骼损伤，烫伤处呈灰色或红褐色。

（5）健康管理人员应告知老年人，若出现扭伤，可在扭伤 24 小时后使用红花油。在使用时，可先将红花油倒在手心，轻轻揉搓双手，然后将手心放在伤处并用适当的力度按摩。此外，健康管理人员应告知老年人，红花油不适用于皮肤破损处，也不能接触眼睛、口腔黏膜等。

（四）指导腹泻的老年人用药的要点

健康管理人员应告知老年人，若所患腹泻是由细菌、真菌引起的，可遵医嘱使用抗生素；若所患腹泻是由其他原因引起的，则不应使用抗生素，可以服用药用炭片、蒙脱石散等药物，这类药物在口服后会附着在肠壁上，以减轻有害物质对肠壁的刺激，从而达到止泻的效果。

此外，健康管理人员还可建议腹泻的老年人服用微生态制剂（应使用低于 40℃的温水服用），以补充肠道益生菌，抑制病原菌的生长和繁殖，维持正常的肠道蠕动，缓解腹泻症状。

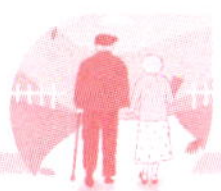

（五）指导过敏的老年人用药的要点

健康管理人员应告知老年人，若出现过敏症状，可遵医嘱使用抗组胺药物或其他抗过敏药物，但不可自行购买和使用抗过敏药物，以免因用药不当而加重病情或引发其他症状。同时，健康管理人员应建议老年人在用药期间注意观察身体反应，如有不适症状应立即就医，并在治疗期间尽量避免接触已知的过敏原，以减少过敏反应的发生。

任务实施

为老年人提供用药指导

任务描述：

某社区住着很多老年人，据了解，该社区的老年人在用药方面存在很多问题。例如，某小区 3 号楼的张爷爷三个月前过量服用感冒药导致进入医院抢救，某小区 1 号楼的汪奶奶药箱内有一大半的药物都过期了，等等。为了保障老年人用药安全，该社区的健康管理人员计划入户为老年人提供用药指导。

这天，健康管理人员来到某小区 1 号楼的戴奶奶家中，准备为戴奶奶提供用药指导。请模拟健康管理人员为戴奶奶提供用药指导的情景。

实施流程：

（1）2～3 名学生一组，一名学生扮演戴奶奶，其他学生扮演健康管理人员。

（2）小组成员模拟为戴奶奶提供用药指导的情景，用药指导内容包括为戴奶奶整理药箱、为戴奶奶讲解用药基础知识、为戴奶奶讲解在不同情况下（如感冒、受外伤等）用药的要点等。

（3）小组成员在课堂上展示模拟过程，主讲教师对小组成员的表现进行点评。

任务五　指导老年人保护视力

情景导入

为了保障老年人的视力健康，某社区卫生服务中心的健康管理人员开展了一场主题为“保护老年人视力，找回清晰世界”的科普宣教活动。

在活动现场，健康管理人员用通俗易懂的语言为社区的老年人科普了眼部疾病的相关知识，并教会了老年人进行自我视力检测。同时，健康管理人员还指导老年人养成健康的生活习惯，并定期检查眼部健康状况。此外，健康管理人员还在科普活动后组织了一对一的咨询环节，这一环节吸引了众多老年人参与，还有很多老年人拿着病历前来咨询。

此次活动收获了老年人的一致好评，很多老年人都表示会在之后的生活中更加重视眼部健康。

思考：

健康管理人员应如何指导老年人保护视力？

一、老年人视力下降的原因

老年人视力下降的原因主要包括年龄增长、患眼部疾病、受不良生活习惯影响等。

（一）年龄增长

随着年龄的增长，老年人眼部晶状体的弹性减弱，眼部肌肉的调节能力也随之减退，导致眼部变焦能力降低。因此，老年人看近距离的物体时会出现模糊不清的情况（俗称“老花眼”）。这是一种生理现象，不同身体素质的老年人出现“老花眼”的时间节点不同。

（二）患眼部疾病

患眼部疾病也会导致老年人视力下降。常见的老年人眼部疾病包括老年性白内障、青光眼、黄斑变性、糖尿病视网膜病变（糖尿病并发症之一）、干眼症等。

（三）受不良生活习惯影响

不良生活习惯也会对老年人的视力造成影响。例如，长时间暴露于强烈的紫外线下、长时间盯着电子屏幕、缺乏营养素、用眼环境光线过强或过弱、没有正确佩戴老花镜等不良生活习惯都有可能造成老年人视力下降。

二、老年人视力评估方法

在对老年人进行视力评估时，健康管理人员可先询问老年人日常生活中视物是否困难（即使配戴眼镜）、单眼视物是否困难、看到的物体是否有变形、是否有眼睛胀疼同时视物模糊等症状。若老年人出现了以上任一症状，健康管理人员可采用以下方法评估老年人的视力。若评估结果显示老年人的视力有问题，健康管理人员应建议老年人前往医院进行专业检查。

（一）读报检查法

读报检查法的具体操作步骤如下：

（1）健康管理人员节选报纸中一段具有不同字号的文字片段（见图 5-6），将其放在老年人正前方 30 cm 左右的位置，并让老年人读出其中标准字号的文字。

（2）若老年人看不清标准字号的文字，则让老年人读出所选片段中较大字号的文字。

（3）若老年人看不清较大字号的文字，则让老年人读出所选片段中最大字号的文字。

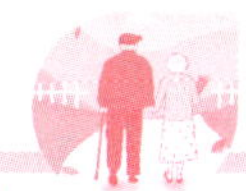

较大字号的文字

最大字号的文字

标准字号的文字

立秋后气候干燥热

此时宜食蔬果一文

味甘，有清热止血、消肿止痛、祛风通络、宽肠利气的作用。

南瓜：入秋以后，气候干燥，皮肤黏膜水分加速蒸发，身体容易出现燥热情形。中医认为，南瓜性温味甘，入脾、胃经，可补中益气、消炎止痛、润燥。

藕：常言道“荷莲一身宝，秋藕最补人”。藕性寒，甘凉入胃，可消瘀凉血、清烦热、止呕渴。

山药：其中含有的皂苷黏液质有润滑作用，能够滋阴润肺，对肺虚久咳、虚喘有辅助治疗效果。

银耳：银耳有麦冬之润而无其寒，有玉竹之甘而无其腻，诚润肺滋阴之要品，对阴虚火旺、虚热口渴、喉咙干痒等症均有一定效用。需要注意的是，风寒咳嗽、大便泄泻者不宜常吃银耳。

梨：中医认为，生梨性寒味甘，有清心润肺、清热解毒、润肺止咳等作用。对咽喉干痛痒、声音嘶哑、干咳痰黄、小便赤短有辅助治疗效果。虚寒体质、腹泻者少吃。

葡萄：中医认为，葡萄性平、味甘酸，入肺、脾、肾经，可补气血、益

图 5-6　报纸中一段具有不同字号的文字片段

（4）若老年人看不清最大字号的文字，则取出笔、手机、书本、水杯等物品，将其放在老年人正前方 30 cm 左右的位置，让老年人辨认。

若老年人能够看清标准字号的文字，则老年人的视力正常；若老年人无法看清标准字号的文字，但能够看清较大字号的文字，则老年人的视力有限；若老年人无法看清较大字号的文字，但能够看清最大字号的文字，则老年人有轻度视力障碍；若老年人无法看清最大字号的文字，但能够准确地辨认健康管理人员手中的物品，则老年人有中度视力障碍；若老年人不能准确地辨认健康管理人员手中的物品，仅能描述物品的基本颜色、形状等，则老年人有重度视力障碍。

（二）Amsler 方格表检查法

健康管理人员将 Amsler 方格表（见图 5-7）放在老年人正前方 30 cm 左右的位置，并让老年人用单眼看方格中间的黑点，如果老年人看到的方格变形、缺失、模糊不清或有遮挡等，则表明老年人的眼部有黄斑病变的可能性。

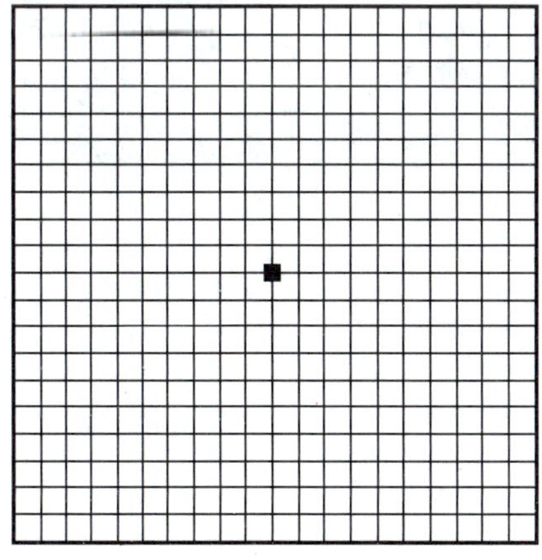

图 5-7　Amsler 方格表

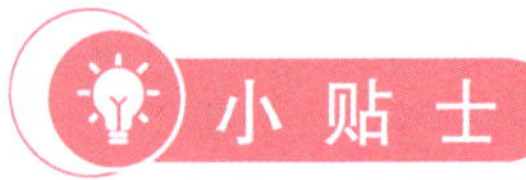

若老年人有“老花眼”或患有近视，健康管理人员应建议其在评估时配戴眼镜。

三、指导老年人保护视力的要点

老年人出现的许多视力问题都是不可逆的，因此，指导老年人保护视力十分重要。健康管理人员可根据以下要点来指导老年人保护视力。

（一）养成良好的用眼习惯

养成良好的用眼习惯包括合理用眼、注意眼部卫生等。健康管理人员可从以下方面指导老年人养成良好的用眼习惯：

（1）健康管理人员应建议老年人在进行阅读、写字、看视频等用眼活动时保持眼睛与书本或屏幕的距离约为 30 cm，并确保光线充足且柔和，避免过强或过弱的光线对眼睛造成刺激。若老年人有“老花眼”，健康管理人员应建议其去专业的验光中心配镜，并在进行用眼活动时佩戴老花镜。此外，健康管理人员应建议老年人不要躺在床上进行用眼活动，同时避免长时间连续用眼，应在用眼后每隔一段时间（如 45 分钟）休息 5～10 分钟，其间可以向窗外远眺，如图 5-8 所示。

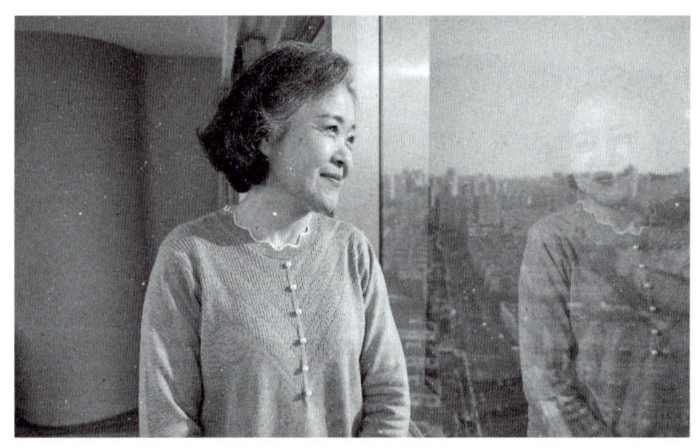

图 5-8　老年人向窗外远眺

（2）健康管理人员应建议老年人不要用手使劲揉眼睛，也不要用不干净的水冲洗眼睛，以免细菌入侵引起眼部炎症。

（3）健康管理人员应建议老年人在晴天进行户外活动时佩戴合适的太阳镜或采取其他遮挡紫外线的措施，以防止紫外线伤害眼睛。

（二）注意合理膳食

合理的膳食对于保护老年人的视力十分重要。健康管理人员可建议老年人多食用富含叶

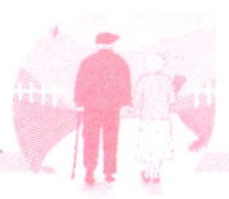

黄素、玉米黄素等营养素的食物（如菠菜、南瓜、玉米等），这些营养素可以促进体内黄斑色素的合成，进而降低紫外线和屏幕蓝光对眼部的伤害；可建议老年人多食用富含 Omega-3 脂肪酸和维生素 A 的食物，以保持眼球湿润，避免引起干眼症；还可建议老年人多食用富含花青素、胡萝卜素的食物，以提高老年人在夜间的视力。

老有康养

光明行动进乡村，老年人共赴爱眼之约

为向辖区老年人普及眼部保健知识，增强老年人的爱眼、护眼意识，提高老年人的眼部健康水平，陕西省汉中市城固县五堵镇青山村组织开展了主题为“爱眼护眼 享受光明”的活动，并邀请了专业的眼科医生为辖区老年人进行爱眼护眼知识宣传和义诊。

在志愿者的引导下，老年人有序排队进行老年性白内障、青光眼、干眼症等眼部疾病的检查。眼科医生耐心细致地为老年人解答了关于眼部疾病方面的各项疑问，并根据检查的结果提出了具有针对性的治疗建议。同时，志愿者和医生还向老年人发放了宣传彩页，讲解了爱眼、护眼的方法，以使老年人自觉增强爱眼、护眼意识，逐渐养成良好的用眼习惯。

此次活动让老年人在家门口享受到了专业的诊疗服务，受到了老年人的一致好评。相关负责人表示，今后，五堵镇青山村将继续立足群众需求，为辖区老年人提供更多的健康服务，帮助他们更好地了解和关注自己的健康状况，提高辖区老年人的身体健康指数。

（资料来源：《五堵镇青山村开展“爱眼护眼 享受光明”主题活动》，城固县新时代文明实践中心官网，2024 年 6 月 14 日）

（三）注意眼部护理

健康管理人员可从以下方面指导老年人注意眼部护理。

（1）健康管理人员可建议老年人经常按摩眼周的穴位，以促进眼部血液循环，缓解眼部疲劳。

（2）健康管理人员可建议老年人经常热敷眼部，以缓解眼部的疲劳感和干涩感。热敷眼部的方法包括干敷法和湿敷法。干敷法是指将热水袋、加热眼罩等敷在眼部的方法，湿敷法是指使用拧干的热毛巾敷在眼部的方法。健康管理人员应告知老年人，每次热敷的时间为 10 分钟左右，同时应避免被烫伤。

（3）若老年人患有眼部疾病需要使用滴眼剂，健康管理人员应告知老年人使用滴眼剂的正确方法与注意事项，如滴眼剂滴入的位置为结膜囊（见图 5-9）处、使用滴眼剂时瓶口不要接触眼睑等。

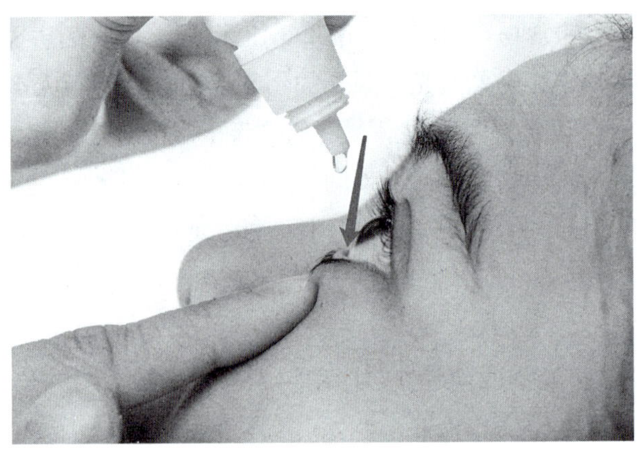

图 5-9　结膜囊的位置

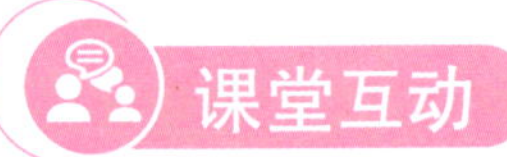

学生在课堂上两两分组，互相找到对方眼部结膜囊的位置，注意动作一定要轻柔。

（四）重视眼部疾病

眼部疾病可以分为急重性眼部疾病、慢性眼部疾病和轻度眼部疾病。若老年人患有慢性眼部疾病或轻度眼部疾病，症状不明显且较为稳定，健康管理人员可建议老年人持续观察病情；若老年人眼睛疼痛并伴有明显的视力下降、没有明显原因的视力骤降、眼前有固定的黑影并逐渐扩大等情况，健康管理人员应建议老年人及时前往医院治疗。

老年人跟踪随访

老年人跟踪随访环节贯穿整个健康管理服务过程，主要通过健康管理人员与老年人之间进行沟通来完成。

1. 老年人跟踪随访的内容

（1）了解老年人的现状。健康管理人员应在跟踪随访时了解老年人的病情、生理指标、心理状态等，了解老年人是否坚持健康的生活方式、是否定期复查、在执行健康危险因素干预方案时是否遇到困难等，并将了解到的情况记录下来。

（2）对老年人存在的健康危险因素进行进一步干预。在了解到老年人的现状后，若老年人仍存在不良生活方式等健康危险因素，健康管理人员应针对具体情况进行进一步干预，干预方法包括帮助老年人树立信心、与老年人家属沟通、调整干预方案等。

（3）对老年人进行健康指导。为老年人提供接种疫苗、预防跌倒、预防骨质疏松症、用药、保护视力等方面的指导。

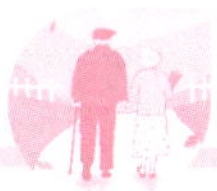

（4）回答老年人的疑问。若老年人在沟通过程中存在疑问，健康管理人员应回答老年人的疑问。

（5）协商下一次跟踪随访的时间。在跟踪随访结束前，健康管理人员应根据本次跟踪随访的具体情况与老年人协商下一次跟踪随访的时间。

2. 老年人跟踪随访的形式

健康管理人员应根据实际情况选择合适的跟踪随访形式。跟踪随访的形式一般包括以下几种：

（1）入户走访。在入户走访时，健康管理人员可通过表情、手势等非语言形式传递信息，因此这种形式的信息传递效果较好。

（2）电话随访。电话随访简单易行、成本较低，且适用于不方便健康管理人员入户的老年人。但采用这种形式时，健康管理人员应注意控制时间，以免通话时间过长而造成老年人出现厌烦情绪。

（3）短信随访。通过短信随访了解到的信息面较窄，且一般很难得到反馈，因此这种形式往往作为入户走访或电话随访后的补充。

（4）社交软件随访。社交软件可以传递图像、视频等更为丰富的信息，且健康管理人员可以通过社交软件随时与老年人沟通。但对于无法上网的老年人，健康管理人员应采用其他随访形式。

3. 老年人跟踪随访的频率

若老年人刚开始接受健康管理服务，或健康状况不稳定、生活方式的改善情况不理想等，健康管理人员应频繁跟踪随访，如每周随访一次。若老年人健康状况稳定且能够积极改善不良生活方式，健康管理人员可降低跟踪随访的频率，如每月随访一次。

4. 老年人跟踪随访实例

下面以电话随访为例，介绍健康管理人员小李对梁奶奶进行跟踪随访的情景：

小李：喂，您好！请问是梁奶奶吗？

梁奶奶：是的。

小李：您好，梁奶奶，我是××健康管理中心的健康管理人员小李。今天给您来电主要是想了解一下您近期运动的情况。

梁奶奶：上次入户走访时你建议我每天运动 30 分钟，我目前每天运动时间为 20 分钟左右，暂时还没有达到 30 分钟。

小李：没关系，您能每天坚持运动已经很棒了，您可以先坚持每天运动 20 分钟，等您适应了这个强度后再增加运动时间。

梁奶奶：好的，我会努力坚持运动的。

小李：好的。还有一个消息要告诉您，快要到流感流行的季节了，根据我们区的政策，所有的老年人都可以免费接种流感疫苗。因此，建议您尽快接种。

梁奶奶：这真的是个好消息！那我应该去哪里接种呢？

小李：您可以在本月的27号至29号前往××社区卫生服务中心接种，记得携带身份证。稍后我会将接种流感疫苗的时间、地点、注意事项等信息以短信的形式发送到您的手机上，请您注意查收。

梁奶奶：好的，我会按照规定时间去接种疫苗的。

小李：梁奶奶，您还有其他的疑问吗？

梁奶奶：目前没有什么疑问了。

小李：好的。非常感谢您的配合！您有任何疑问都可以来电咨询我。那我半个月后再联系您，祝您生活愉快，再见！

梁奶奶：再见！

任务实施

为老年人提供保护视力指导

任务描述：

为大力弘扬志愿服务精神，关爱老年人视力健康，某社区组织开展了老年人免费眼部检查活动。社区的秦爷爷听闻此次活动后，一大早便来参加。健康管理人员首先检查了秦爷爷的眼部状况，然后对秦爷爷的视力进行了评估。健康管理人员了解到，秦爷爷在50岁之后开始出现“老花眼”，没有前往专业的验光中心配镜，而是经常使用老伴儿的老花镜，且秦爷爷经常喜欢睡前躺在床上看书。此外，秦爷爷的视力评估结果显示，他的视力有限。请为秦爷爷提供保护视力指导。

实施流程：

（1）2～3名学生一组，找出秦爷爷的不良用眼习惯，并为秦爷爷提供可以保护视力的措施。

（2）小组成员在课堂上展示自己的成果，主讲教师对小组成员的表现进行点评。

学习成果自测

1. 填空题

（1）适合老年人接种的疫苗有__________、肺炎链球菌疫苗、带状疱疹疫苗等。

（2）老年人患骨质疏松症最明显的症状为__________，最常见于腰部、背部、腿部等。

（3）老年人用药特征主要包括用药种类多、______________、容易出现不良反应等。

（4）若皮肤被烫伤，且烫伤程度为__________，则应立即将伤处浸在凉水中（或将冰块敷于伤处）进行冷却治疗，并在冷却治疗30分钟后将烫伤膏涂于伤处。

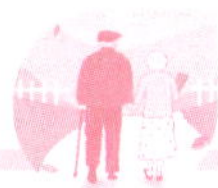

（5）健康管理人员应建议老年人在进行阅读、写字、看视频等用眼活动时保持眼睛与书本或屏幕的距离约为__________ cm。

2. 选择题

（1）健康管理人员应建议老年人只接种 1 剂肺炎链球菌疫苗即可，若医生建议再次接种，则两次接种的时间间隔应为（　　）年及以上。

A. 2　　B. 3

C. 4　　D. 5

（2）下列属于老年人跌倒的危险因素的是（　　）。

A. 平衡能力提高　　B. 有跌倒史

C. 通道宽阔　　D. 穿防滑鞋

（3）下列关于指导老年人预防骨质疏松症的方法，正确的是（　　）。

A. 建议老年人每日摄入足够的钙元素

B. 建议老年人多喝骨头汤

C. 建议老年人摄入过多的蛋白质

D. 建议老年人多喝碳酸饮料

（4）若老年人（　　），健康管理人员应建议老年人使用生理盐水或肥皂水清洗伤口，然后用碘伏消毒，最后用创可贴贴住伤口。

A. 被扎伤且伤口较浅，出血量也较少

B. 皮肤被烫伤

C. 被刺伤且伤口较深

D. 扭伤

3. 简答题

（1）简述老年人患骨质疏松症的危险因素。

（2）简述指导腹泻的老年人用药的要点。

（3）简述指导老年人养成良好的用眼习惯的要点。

学习成果评价

请进行学习成果评价，并将评价结果填入表 5-3 中。

表 5-3 学习成果评价表

班级		组号		日期	
姓名		学号		主讲教师	
项目名称	老年人健康指导				
评价项目	评价内容			分值	评分
理论知识 40%	老年人接种疫苗的益处、适合老年人接种的疫苗和指导老年人接种疫苗的要点			8	
	老年人跌倒的危害、危险因素、风险评估和指导老年人预防跌倒的要点			8	
	老年人患骨质疏松症的危害、危险因素、风险评估和指导老年人预防骨质疏松症的要点			8	
	老年人用药特征、指导老年人用药的意义和指导老年人用药的要点			8	
	老年人视力下降的原因、视力评估方法和指导老年人保护视力的要点			8	
实践技能 40%	能够为老年人提供接种疫苗指导			8	
	能够评估老年人的跌倒风险，并为老年人提供预防跌倒指导			8	
	能够评估老年人患骨质疏松症的风险，并为老年人提供预防骨质疏松症指导			8	
	能够为老年人提供用药指导			8	
	能够评估老年人的视力，并为老年人提供保护视力指导			8	
综合素养 20%	遵守课堂纪律，积极回答问题			5	
	养成细致、专注、严谨的学习态度			5	
	传承中华传统美德，践行尊老爱老理念			5	
	深化对老年人健康管理的认识，致力于实践创新与行业发展			5	
合计				100	
自我评价					
教师评价					

项目六 老年人中医药健康管理和数字化健康管理

项目引言

中医药文化是中华民族的瑰宝，其中的“治未病”思想在老年人健康管理服务中展现出了独特的优势，对于增强老年人体质、提高老年人健康水平十分有帮助。数字化技术是科技发展的产物，推动数字化技术与老年人健康管理服务深度融合，对于改善老年人生活质量、实现健康老龄化具有重要意义。本项目主要介绍老年人中医药健康管理和数字化健康管理的相关知识。

知识目标

- 了解中医体质的分类与特征。
- 掌握老年人体质信息的采集方法和中医体质的判定方法。
- 熟悉为不同中医体质的老年人提供中医药保健指导的措施。
- 了解老年人数字化健康管理的意义。
- 掌握数字化技术在老年人健康管理中的应用。

素质目标

- 增强对中医药文化的认同感，坚定文化自信。
- 关注老年人健康管理领域的科技动态，具备深厚的科学素养。

任务一　了解老年人中医药健康管理

情景导入

为充分发挥中医药文化在老年人健康管理服务中的作用，传播“治未病”思想，促进中医药文化走进社区，某社区卫生服务中心的健康管理人员联合中医医师成立了流动上门小分队，为辖区老年人提供中医体质辨识和中医药保健指导服务。

社区的董爷爷行动不便，且患有肩周炎，病情严重时胳膊都抬不起来。健康管理人员与中医医师上门后，首先对董爷爷的身体状况进行了初步检查，然后询问了董爷爷的其他症状，并为董爷爷进行了针灸治疗。针灸治疗结束后，董爷爷表示，他肩膀的疼痛症状减轻了很多。

除此之外，健康管理人员与中医医师还对董爷爷进行了中医体质辨识，最终判定董爷爷的中医体质为气虚质。健康管理人员与中医医师根据董爷爷的中医体质为其提供了中医药保健指导，如应食用性质平和的食物、进行柔和的运动、不要过度思虑等。

该社区卫生服务中心的相关负责人表示，为了能让更多的老年人享受到中医药健康管理服务，他们在接下来的工作中将扩大服务范围，开展更加多样的中医药健康管理活动，更好地满足老年人的健康需求。

思考：

（1）健康管理人员应如何对老年人进行中医体质辨识？

（2）健康管理人员应如何为不同中医体质的老年人提供中医药保健指导？

中医药文化是中华优秀传统文化的重要组成部分和典型代表，具有独特的哲学思维、系统的基础理论、丰富的科学内涵和鲜明的人文色彩。将中医药文化与老年人健康管理服务结合起来，不仅可以向老年人普及中医药养生保健知识，提高老年人的健康素养，还可以增强老年人对中医药文化的认同感，推动中医药文化的传承和发展。

一、中医体质辨识

中医体质是指人体在先天禀赋和后天获得的基础上所形成的形态结构、生理功能和心理状态等方面综合的、相对稳定的固有特质。通过对老年人进行中医体质辨识，健康管理人员可以了解老年人的中医体质类型，以便为老年人提供有针对性的中医药保健指导。

（一）中医体质的分类与特征

中医体质包括平和质、气虚质、阳虚质、阴虚质、痰湿质、湿热质、血瘀质、气郁质和

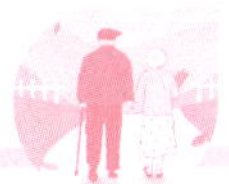

特禀质 9 种，其中平和质为正常体质，其他 8 种体质为偏颇体质。不同中医体质的具体特征如表 6-1 所示。

表 6-1　不同中医体质的具体特征

<table>
<tr><th>中医体质类型</th><th colspan="2">具体特征</th></tr>
<tr><td rowspan="4">平和质</td><td>外在表现</td><td>（1）形体匀称健壮
（2）面色和肤色润泽、头发稠密有光泽、目光有神、嗅觉敏锐、唇色红润、不易疲劳、精力充沛、睡眠质量良好、二便正常
（3）舌色淡红、舌苔较薄且颜色偏白</td></tr>
<tr><td>性格</td><td>随和、开朗</td></tr>
<tr><td>患病倾向</td><td>平日患病次数较少</td></tr>
<tr><td>环境适应能力</td><td>耐寒耐热，对自然环境和社会环境的适应能力强</td></tr>
<tr><td rowspan="4">气虚质</td><td>外在表现</td><td>（1）肌肉松软不实
（2）平日说话声音低弱、气短懒言、精神不振、易疲乏、易出汗
（3）舌色淡红、舌边有齿痕</td></tr>
<tr><td>性格</td><td>内向、不爱冒险</td></tr>
<tr><td>患病倾向</td><td>易患感冒、内脏下垂等疾病，且患病后康复进程缓慢</td></tr>
<tr><td>环境适应能力</td><td>不耐风邪、寒邪、暑邪、湿邪</td></tr>
<tr><td rowspan="4">阳虚质</td><td>外在表现</td><td>（1）肌肉松软不实
（2）手足不温、爱热饮热食、精神不振
（3）舌色浅淡、舌体胖嫩</td></tr>
<tr><td>性格</td><td>沉静、内向</td></tr>
<tr><td>患病倾向</td><td>易患痰饮、肿胀、泄泻等疾病</td></tr>
<tr><td>环境适应能力</td><td>耐夏不耐冬，不耐风邪、寒邪、湿邪</td></tr>
<tr><td rowspan="4">阴虚质</td><td>外在表现</td><td>（1）形体偏瘦
（2）手足心热、口燥咽干、鼻微干、爱冷饮冷食、大便干燥、存在睡眠障碍
（3）舌色淡红</td></tr>
<tr><td>性格</td><td>急躁、外向、好动、活泼</td></tr>
<tr><td>患病倾向</td><td>易患虚劳、不寐等疾病</td></tr>
<tr><td>环境适应能力</td><td>耐冬不耐夏，不耐暑邪、热邪、燥邪</td></tr>
<tr><td rowspan="4">痰湿质</td><td>外在表现</td><td>（1）形体肥胖（尤其是腹部肥胖）
（2）面部皮肤油脂较多、胸闷、痰多、口腔黏腻或口中发甜、喜食甜腻或肥腻的食物
（3）舌苔厚腻</td></tr>
<tr><td>性格</td><td>温和、稳重、善于忍耐</td></tr>
<tr><td>患病倾向</td><td>易患糖尿病、脑卒中等疾病</td></tr>
<tr><td>环境适应能力</td><td>对梅雨季节及潮湿环境适应能力差</td></tr>
</table>

续表

中医体质类型	具体特征	
湿热质	外在表现	（1）形体中等或偏瘦 （2）面部皮肤油脂较多、口苦口干、身体沉重、易困倦、大便黏滞不畅或干燥、小便量少且颜色较黄 （3）舌色偏红、舌苔黄腻
	性格	易烦躁
	患病倾向	易患疮疖、黄疸等疾病
	环境适应能力	对夏末秋初的湿热气候适应能力差
血瘀质	外在表现	（1）形体胖瘦均有 （2）肤色暗淡、唇色暗淡、皮肤容易出现瘀斑 （3）舌色暗淡或有瘀点、舌下络脉暗紫或较粗
	性格	易烦躁、健忘
	患病倾向	易患出血性疾病
	环境适应能力	不耐寒邪
气郁质	外在表现	（1）多数偏瘦 （2）常神情抑郁、烦闷不乐 （3）舌色淡红、舌苔较薄且颜色偏白
	性格	内向、情感脆弱、敏感多虑
	患病倾向	易患抑郁症、焦虑症等心理疾病
	环境适应能力	对产生精神刺激的环境适应能力较差，不适应阴雨天气
特禀质	外在表现	（1）形体多数正常，但先天禀赋异常者有生理缺陷 （2）过敏体质者易出现咽痒、鼻塞、打喷嚏等过敏症状；患有遗传病者有遗传病相关特征
	性格	性格各异，无统一特征
	患病倾向	易患哮喘、荨麻疹、花粉症等疾病
	环境适应能力	适应能力较差，如过敏体质者对易致过敏季节的适应能力差等

小贴士

（1）在中医药文化中，风邪、寒邪、暑邪、湿邪、燥邪、火邪为“六淫”之邪，即六种致病邪气，是外感疾病的主要致病因素。

（2）痰饮是指体内水液转输不利，停积于体腔、四肢等处的疾病，多与肺、脾、肾功能失调有关。

“六淫”之邪

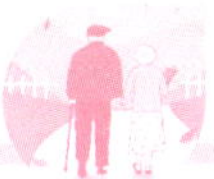

（二）老年人体质信息的采集

为了准确判定老年人的中医体质，健康管理人员应先使用老年人体质信息采集表（见表 6-2）全面采集老年人的体质信息。

表 6-2　老年人体质信息采集表

条目	采集指标	评分标准					得分
		1 分	2 分	3 分	4 分	5 分	
1	精力充沛	总是	经常	有时	偶尔	从来没有	
2	容易疲乏（稍微活动一下就感到累）	从来没有	偶尔	有时	经常	总是	
3	呼吸短促、喘不上气	从来没有	偶尔	有时	经常	总是	
4	说话声音低弱	从来没有	偶尔	有时	经常	总是	
5	感到闷闷不乐、情绪低沉	从来没有	偶尔	有时	经常	总是	
6	精神紧张、焦虑不安	从来没有	偶尔	有时	经常	总是	
7	因为生活状态改变而感到孤独、失落	从来没有	偶尔	有时	经常	总是	
8	感到害怕或受到惊吓	从来没有	偶尔	有时	经常	总是	
9	BMI（kg/m^2）	＜24	24～24.9	25～25.9	26～27.9	≥28	
10	眼睛干涩	从来没有	偶尔	有时	经常	总是	
11	手足不温（不包括由周围温度低或衣物少导致的手足不温）	从来没有	偶尔	有时	经常	总是	
12	上腹部、背部、腰部或膝关节中的一处或多处怕冷	从来没有	偶尔	有时	经常	总是	
13	比一般人不耐寒	从来没有	偶尔	有时	经常	总是	
14	患感冒	几乎没有（每年感冒 2 次以下）	偶尔（每年感冒 2～4 次）	有时（每年感冒 5～7 次）	经常（每年感冒 8～10 次）	总是（几乎每月都感冒）	
15	在没有患感冒时鼻塞、流鼻涕	从来没有	偶尔	有时	经常	总是	
16	口腔黏腻，或睡觉时打鼾	从来没有	偶尔	有时	经常	总是	
17	过敏	从来没有	偶尔（每年过敏 1～2 次）	有时（每年过敏 3～4 次）	经常（每年过敏 5～6 次）	总是（每次遇到过敏原或季节交替时都过敏）	

续表

条目	采集指标	评分标准					得分
		1分	2分	3分	4分	5分	
18	患荨麻疹	从来没有	偶尔	有时	经常	总是	
19	皮肤在没有受外伤的情况下出现青紫瘀斑、皮下出血	从来没有	偶尔	有时	经常	总是	
20	皮肤在抓挠后出现红色的抓痕	从来没有	偶尔	有时	经常	总是	
21	皮肤或口唇干燥	从来没有	偶尔	有时	经常	总是	
22	肢体麻木或固定部位疼痛	从来没有	偶尔	有时	经常	总是	
23	面部皮肤油脂多	从来没有	偶尔	有时	经常	总是	
24	面色暗淡，或面部出现斑点/斑块	从来没有	偶尔	有时	经常	总是	
25	患湿疹、疮疖	从来没有	偶尔	有时	经常	总是	
26	感到口干咽燥、总想喝水	从来没有	偶尔	有时	经常	总是	
27	感到口苦或口中有异味	从来没有	偶尔	有时	经常	总是	
28	腹围（cm）	＜80	80～85	86～90	91～105	＞105	
29	在食用（或饮用）凉的食物（或饮品）后感到不舒服或者怕食用（或饮用）凉的食物（或饮品）	从来没有	偶尔	有时	经常	总是	
30	大便黏滞不畅、解不尽	从来没有	偶尔	有时	经常	总是	
31	大便干燥	从来没有	偶尔	有时	经常	总是	
32	舌苔厚腻	完全没有	程度较轻	程度一般	较为严重	严重	
33	舌下络脉暗紫或较粗	完全没有	程度较轻	程度一般	较为严重	严重	

在采集老年人的体质信息时，健康管理人员应注意以下事项：

（1）条目 9，28，32，33 对应的体质信息应由健康管理人员测量或观察获取，其他条目对应的体质信息应通过询问老年人获取，且在询问老年人时应避免引导老年人选择。

（2）通过询问获取的体质信息应能够反映老年人近一年来的感受，而非老年人在采集信息时的感受。

（3）完成所有条目的评分，不能有空项。

（三）老年人中医体质的判定

在采集到老年人的体质信息后，健康管理人员可使用老年人中医体质判定表（见表 6-3）判定老年人的中医体质。

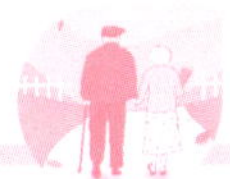

表 6-3　老年人中医体质判定表

中医体质类型	计分方法	总得分	判定条件	判定结果
平和质	将条目 1，2，4，5，13 对应的得分相加		若总得分小于等于 13 分，且其他 8 种类型的总得分都小于等于 8 分，则判定结果为“是” 若总得分小于等于 13 分，且其他 8 种类型的总得分都小于等于 10 分（但不都小于等于 8 分），则判定结果为“基本是” 若不满足上述条件，则判定结果为“否”	□是　□基本是　□否
气虚质	将条目 2，3，4，14 对应的得分相加		若总得分大于等于 11 分，则判定结果为“是” 若总得分为 9～10 分，则判定结果为“倾向是” 若总得分小于等于 8 分，则判定结果为“否”	□是　□倾向是　□否
阳虚质	将条目 11，12，13，29 对应的得分相加			□是　□倾向是　□否
阴虚质	将条目 10，21，26，31 对应的得分相加			□是　□倾向是　□否
痰湿质	将条目 9，16，28，32 对应的得分相加			□是　□倾向是　□否
湿热质	将条目 23，25，27，30 对应的得分相加			□是　□倾向是　□否
血瘀质	将条目 19，22，24，33 对应的得分相加			□是　□倾向是　□否
气郁质	将条目 5，6，7，8 对应的得分相加			□是　□倾向是　□否
特禀质	将条目 15，17，18，20 对应的得分相加			□是　□倾向是　□否
最终判定结果：__________质 若判定结果出现两个及以上“是”，则应以总得分最高的类型为准；若判定结果出现两个及以上“是”，且存在相等的最高总得分，则应由专业的中医医师重新判定老年人的中医体质；若判定结果全部为“否”，则应判断采集的信息是否正确，或间隔两周后再为老年人重新采集体质信息、判定中医体质				

二、中医药保健指导

（一）情志调摄

中医中的情志是指人面对外界环境刺激时的不同情绪反应，主要包括喜、怒、忧、思、悲、恐、惊 7 种。情志调摄是指培养乐观情绪，保持神志安定，以达到身心愉悦的目的。

下面介绍对不同中医体质的老年人进行情志调摄的措施。

1．平和质

健康管理人员应建议平和质老年人保持平和的心态，并根据个人爱好进行种花、绘画、听音乐、阅读等活动，以放松心情。

2．气虚质

健康管理人员应建议气虚质老年人不要过度思虑，以免劳心伤神，同时可建议其多聆听节奏欢快的音乐。

3．阳虚质

健康管理人员应鼓励阳虚质老年人多参加集体活动，以排解自己的消极情绪，同时可建议其多聆听激昂、高亢、豪迈的音乐。

4．阴虚质

健康管理人员应建议阴虚质老年人学会克制自己的急躁情绪，遇事保持沉着冷静，以培养耐性；还可建议其在安静的环境中练习书法（见图 6-1）、绘画等，或去环境清幽的地方旅行，或多聆听轻柔、舒缓的音乐。

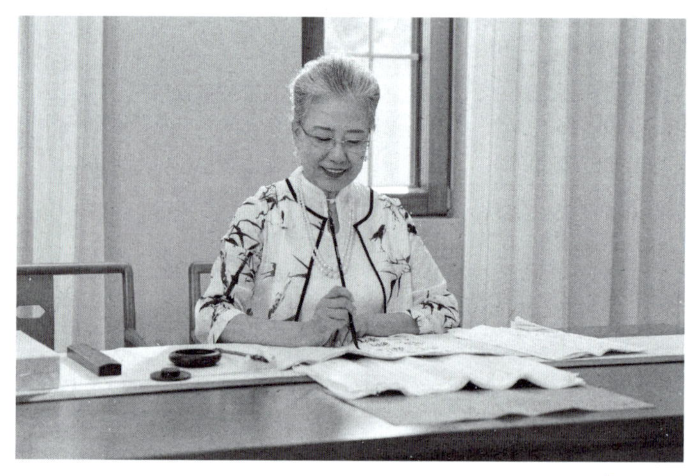

图 6-1　老年人在安静的环境中练习书法

5．痰湿质

健康管理人员应建议痰湿质老年人培养广泛的兴趣爱好，以丰富精神生活，同时可建议其多聆听激昂、振奋的音乐。

6．湿热质

健康管理人员应建议湿热质老年人不要因小事而烦恼，要尽量避免情绪波动，保持平和的心态，同时可建议其多聆听悠扬的音乐。

7．血瘀质

健康管理人员应建议血瘀质老年人努力保持情绪稳定，避免过度焦虑，并树立豁达开朗、乐观向上的人生态度，同时可建议其多聆听抒情音乐。

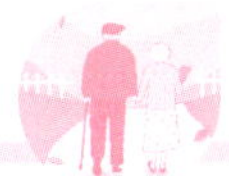

8．气郁质

健康管理人员应建议气郁质老年人以宽和的态度对待自己和身边的人，可在日常生活中多看轻松愉快的电视节目等，多聆听节奏欢快、旋律优美的音乐。

9．特禀质

健康管理人员应建议特禀质老年人以积极、乐观的心态面对自己的体质特征，如过敏等，同时可建议其与身边的人分享自己的感受，以减轻心理负担。

（二）饮食调养

饮食调养是指合理选择和搭配食物，并采用适当的烹饪方法，以达到调养身体、增强体质、预防疾病或辅助治疗的目的。下面介绍对不同中医体质的老年人进行饮食调养的措施。

1．平和质

健康管理人员应建议平和质老年人保持营养均衡的饮食习惯，每日食用多种杂粮、蔬菜、水果等食物，不要过饱或过饥，不要吃辛辣、油腻的食物。

2．气虚质

健康管理人员应建议气虚质老年人食用性质平和、容易消化的食物，如小米、豆腐、鸡肉等，不要食用油腻、生冷的食物。健康管理人员可为气虚质老年人推荐养生药膳——参芪鹌鹑汤，具体做法如下：将党参、黄芪放入鹌鹑肚内，加清水、食盐，隔水炖两个小时。

3．阳虚质

健康管理人员应建议阳虚质老年人食用性质温热的食物，如大葱、生姜、羊肉等，不要食用寒凉的食物，如螃蟹、西瓜等。健康管理人员可为阳虚质老年人推荐养生药膳——枸杞炖羊肉，具体做法如下：将大葱、生姜与焯过水的羊肉煸炒，然后倒入砂锅中，加入清水、枸杞、食盐等，文火炖至软烂。

4．阴虚质

健康管理人员应建议阴虚质老年人食用清淡、滋阴补血的食物，如百合、黑芝麻等，不要食用辛辣的食物。健康管理人员可为阴虚质老年人推荐养生药膳——乌鸡汤，具体做法如下：将乌鸡、枸杞、桂圆、莲子放入蒸锅内，文火蒸两个小时，加入食盐后再蒸 15 分钟。

5．痰湿质

健康管理人员应建议痰湿质老年人食用低糖、低脂、低盐、高纤维的食物，不要食用肥腻的食物。健康管理人员可为痰湿质老年人推荐养生药膳——荷叶粥，具体做法如下：将荷叶洗净，用水煮后去渣取汁，将荷叶汁与粳米一同煮成粥。

6．湿热质

健康管理人员应建议湿热质老年人食用清淡、甘寒的食物，如薏米、黄瓜、苦瓜、绿豆等，不要食用辛辣、滋补的食物。健康管理人员可为湿热质老年人推荐养生药膳——薏米绿豆汤，具体做法如下：将薏米用清水浸泡一夜后与绿豆一同放入锅内，加水熬煮至烂熟。

7. 血瘀质

健康管理人员应建议血瘀质老年人食用有调畅气血作用的食物，如山楂、桃仁、玫瑰花（见图 6-2）等，不要食用高脂、高盐、容易导致胀气的食物。健康管理人员可为血瘀质老年人推荐养生药膳——山楂红糖水，具体做法如下：将山楂、益母草放入砂锅内，加适量清水熬煮，取汁液，加入红糖，再煮至红糖完全溶解。

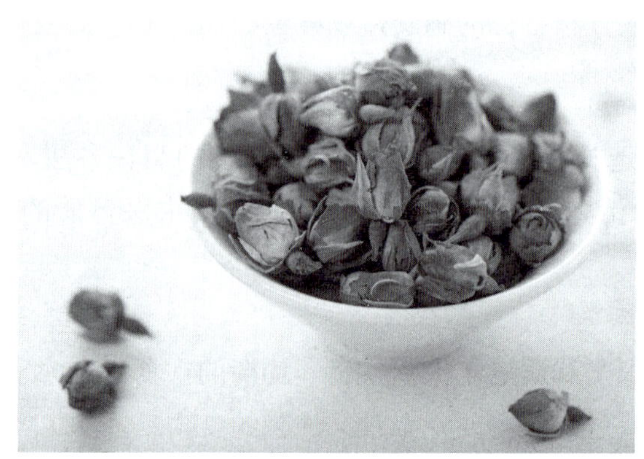

图 6-2　玫瑰花

8. 气郁质

健康管理人员应建议气郁质老年人食用有理气解郁作用的食物，如黄花菜、菊花、玫瑰花、茉莉花、柚子等，不要食用酸涩、难消化的食物。健康管理人员可为气郁质老年人推荐养生药膳——杞瑰茶，具体做法如下：将枸杞、玫瑰花用开水冲泡。

9. 特禀质

健康管理人员应建议特禀质老年人食用有抗过敏功效的食物，如乌梅等，还可食用能扶正气的食物，如灵芝、西洋参等，不要食用辛辣、腥膻的食物。健康管理人员可为特禀质老年人推荐养生药膳——乌梅粥，具体做法如下：将乌梅、黄芪、当归放入砂锅内，加适量水，文火熬成浓汁，取出药渣后，在浓汁中加入粳米，再加入适量清水，熬煮成粥。

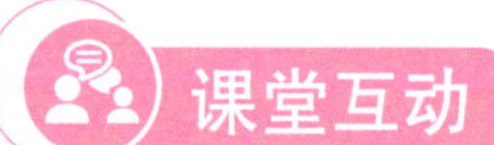

某养老院的秦奶奶和赵奶奶经常坐在一起聊天，讨论生活琐事、养生保健等话题。以下是两位老年人对中医养生保健的看法：

秦奶奶认为：“中医饮食调养就是滋补身体，所以要多食用滋补的食物。”

赵奶奶认为：“药膳可以代替药物治疗疾病，所以食用药膳后可以不用再服用药物了。”

讨论：两位老年人的看法是否正确？理由是什么？

（三）起居调摄

起居调摄是指合理安排日常生活中的作息、居住环境、衣着等，以达到调养身体、促进健康的目的。下面介绍对不同中医体质的老年人进行起居调摄的措施。

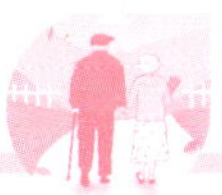

1. 平和质

健康管理人员应建议平和质老年人保持作息规律和睡眠充足，确保居住环境舒适，并根据季节适当增减衣物。

2. 气虚质

健康管理人员应建议气虚质老年人注意劳逸结合，避免在出汗后受风，同时建议其采用暖色调装饰居住环境。

3. 阳虚质

健康管理人员应建议阳虚质老年人不要长期在阴冷、潮湿的环境中生活，并注意腰部、腿部等重点部位的保暖。

4. 阴虚质

健康管理人员应建议阴虚质老年人不要长期在高温环境中生活，不宜蒸桑拿、泡温泉等，且应选择清凉、透气的衣物。

5. 痰湿质

健康管理人员应建议痰湿质老年人保持居住环境干燥，同时选择透气、宽松的衣物，以祛除体内湿气。

6. 湿热质

健康管理人员应建议湿热质老年人保持居住环境干燥、通风良好，同时不要强行抑制排尿和排便行为，以防止体内湿热聚集。

7. 血瘀质

健康管理人员应建议血瘀质老年人不要久坐，以免加重气血瘀滞，且应保持居住环境温暖舒适，并注意在冬季防寒保暖。

8. 气郁质

健康管理人员应建议气郁质老年人保持居住环境宽敞、明亮，保持作息规律，并选择舒适、宽松、透气的衣物。

9. 特禀质

健康管理人员应建议特禀质老年人经常清洗和晾晒衣物、床单、被罩等，同时在外出时避免接触过敏原。

课堂互动

宋爷爷今年75岁，长期生活在农村，房屋边有一条河。健康管理人员在采集到宋爷爷的体质信息后，判定宋爷爷的中医体质为阳虚质。为了促进宋爷爷身体健康，健康管理人员为宋爷爷提供了以下饮食调养和起居调摄指导：

（1）建议宋爷爷经常食用性质温热的食物。

（2）建议宋爷爷经常在屋外的河边散步，以增强体质。

请判断健康管理人员提供的指导内容是否合理，并说明理由。

（四）运动保健

运动保健是指适度活动身体，以达到强身健体、增强体质的目的。下面介绍对不同中医体质的老年人进行运动保健的措施。

1. 平和质

健康管理人员应建议平和质老年人根据自己的爱好和身体承受能力，选择多种运动方式，并坚持长期运动，以达到全面锻炼身体的效果。

2. 气虚质

健康管理人员应建议气虚质老年人多进行柔和的运动，如练习八段锦、散步等，并循序渐进增加运动强度，以免过度劳累。

3. 阳虚质

健康管理人员应建议阳虚质老年人在运动前充分热身，并在温暖的环境中进行柔和、舒缓的运动，避免在寒冷的环境中运动。

4. 阴虚质

健康管理人员应建议阴虚质老年人不要在闷热、高温的环境中运动，且不宜进行强度较高的运动，并在运动后及时补充水分。

5. 痰湿质

健康管理人员应建议痰湿质老年人坚持进行有氧运动，以促进身体排汗排湿，且不要在阴冷、潮湿的环境中运动。

6. 湿热质

健康管理人员应建议湿热质老年人在身体能够承受的情况下进行强度较高的运动，如跑步、爬山、各种球类运动等，但需避免在高温环境中运动。

7. 血瘀质

健康管理人员应建议血瘀质老年人进行能够促进气血运行的运动，如练习八段锦、练习五禽戏、打太极拳等，且应避免进行高强度运动。

8. 气郁质

健康管理人员应建议气郁质老年人在身体能够承受的情况下进行强度较高的运动，同时也可参加群体性运动项目。

9. 特禀质

健康管理人员应建议特禀质老年人每天进行适度的有氧运动来增强抵抗力，从而减少过敏的次数，但不宜进行高强度运动。

（五）穴位保健

穴位保健是指刺激人体特定穴位，以达到调节身体功能、促进气血流通的目的。健康管理人员应建议老年人每天按揉特定穴位 1～2 次，每次 2～3 分钟，以穴位感到酸胀为宜。不同中医体质的老年人应按揉的穴位和穴位位置如表 6-4 所示。

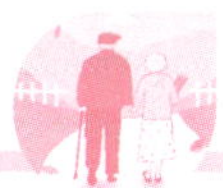

表 6-4　不同中医体质的老年人应按揉的穴位和穴位位置

中医体质类型	应按揉的穴位	穴位位置
平和质	涌泉穴	足底第二、三趾趾缝与足跟连线的 1/3 处，如图 6-3 所示 1/3 涌泉穴 2/3 图 6-3　涌泉穴
	足三里穴	膝盖外侧凹陷处往下 10 cm 的位置，如图 6-4 所示 膝盖外侧凹陷处 10 cm 足三里穴 图 6-4　足三里穴
气虚质	气海穴	气海穴在肚脐正下方 5 cm 的位置，关元穴在肚脐正下方 10 cm 的位置，如图 6-5 所示 肚脐 5 cm 气海穴 10 cm 关元穴 图 6-5　气海穴和关元穴
	关元穴	

续表

中医体质类型	应按揉的穴位	穴位位置
阳虚质	关元穴	—
	命门穴	背部正中线与肚脐相对的位置，如图 6-6 所示 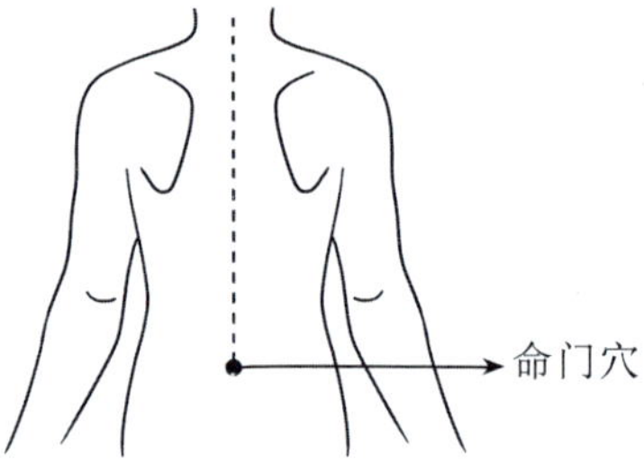 图 6-6　命门穴
阴虚质	太溪穴	足内踝凸起处与跟腱之间凹陷的位置，如图 6-7 所示 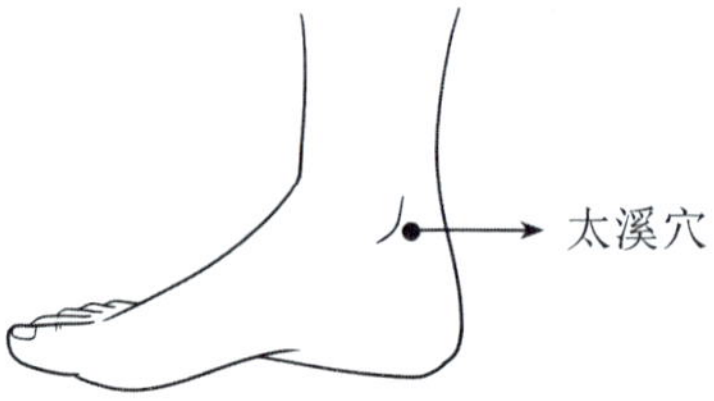 图 6-7　太溪穴
	三阴交穴	足内踝凸起处上方 10 cm 的位置，如图 6-8 所示 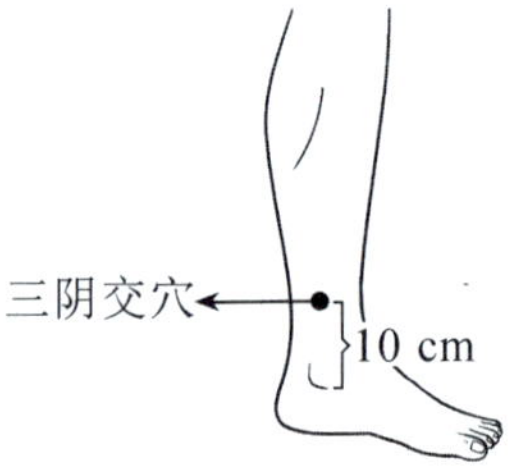 图 6-8　三阴交穴
痰湿质	丰隆穴	足外踝凸起处与膝盖外侧凹陷处连线的中点处，如图 6-9 所示 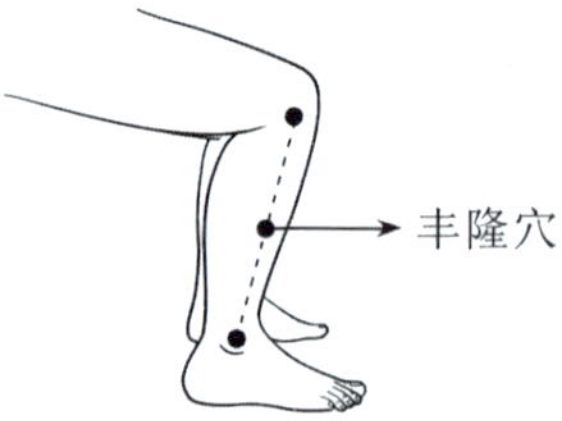 图 6-9　丰隆穴
	足三里穴	—

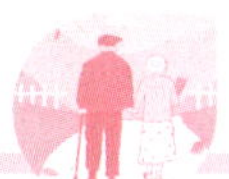

续表

中医体质类型	应按揉的穴位	穴位位置
湿热质	支沟穴	手背腕横纹向上 10 cm 处，尺骨与桡骨之间的位置，如图 6-10 所示 图 6-10　支沟穴
血瘀质	血海穴	将左手的掌心放在老年人的右侧膝盖上，食指、中指、无名指和小指放在膝盖上方，大拇指倾斜 45°，大拇指指尖的位置即为血海穴，如图 6-11 所示 图 6-11　血海穴
气郁质	合谷穴	虎口处，如图 6-12 所示 图 6-12　合谷穴
气郁质	太冲穴	沿足背第一、二趾趾缝向脚腕处按压，按压至凹陷处即为太冲穴，如图 6-13 所示 图 6-13　太冲穴

续表

中医体质类型	应按揉的穴位	穴位位置
特禀质	足三里穴	—
	关元穴	—
	肾俞穴	命门穴左右两旁 5 cm 的位置，如图 6-14 所示 命门穴 肾俞穴 肾俞穴 5 cm 5 cm 图 6-14　肾俞穴

任务实施

为老年人提供中医药健康管理服务

任务描述：

韩奶奶今年 68 岁，形体偏瘦。夏季来临后，韩奶奶经常感觉燥热难耐、口干舌燥，且喜欢通过喝冷饮来缓解燥热。韩奶奶性格急躁，某天，韩奶奶在超市排队结账时，由于队伍移动缓慢，韩奶奶便开始不耐烦地跺脚，并一直催促前面的人，甚至想要插队。此外，韩奶奶在日常生活中经常有便秘症状，而且还经常失眠，有时候晚上只睡 3～4 个小时便再也无法入睡了。请为韩奶奶提供中医药健康管理服务。

实施流程：

（1）2～3 名学生一组，根据韩奶奶的身体情况，初步判断韩奶奶的中医体质。假如健康管理人员在采集韩奶奶的体质信息后，判定韩奶奶确实属于该种中医体质，请为韩奶奶提供相应的中医药保健指导。

（2）小组成员在课堂上展示自己的成果，主讲教师对小组成员的表现进行点评。

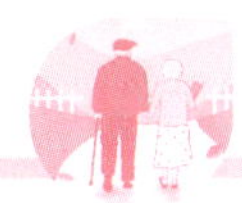

任务二　了解老年人数字化健康管理

情景导入

为了保障社区老年人的饮食健康，某社区开设了老年人食堂。每天中午不到 11 点，食堂门前就有不少老年人排队等候。食堂大厅设有智能辅助用餐机器，老年人在进行人脸识别后，屏幕上就会弹出用餐建议，如“今天不宜吃海产品”等。在点餐区，每份菜品前都有营养标签，老年人可以根据用餐建议来选择能够满足自己营养需求的菜品，再去自助结算机进行菜品识别，最后通过人脸识别完成支付。

此外，食堂还提供了智能点餐、取餐、配送服务。老年人可以提前在手机上选好菜品，食堂工作人员会将菜品放进食堂门口的保温柜里，老年人到达后通过取餐码自行取餐。行动不便的老年人可以选择配送服务，健康管理人员或志愿者会将菜品直接送到老年人家中，让老年人足不出户就能解决吃饭难题。

该社区的相关负责人表示，在接下来的工作中，社区将鼓励更多的餐饮企业加入智慧助餐服务项目，让科技为老年人带来更多的便利。

思考：

（1）老年人数字化健康管理的意义是什么？

（2）数字化技术在老年人健康管理服务中的应用有哪些？

一、老年人数字化健康管理的意义

老年人数字化健康管理是利用数字化技术为老年人提供健康管理服务的过程，是老龄事业发展的必然趋势，对于增强健康信息的时效性、提高健康管理服务的效率和助力老年人跨越“数字鸿沟”具有重要意义。

（一）增强健康信息的时效性

通过传统健康监测方式获取的健康信息时效性较弱，更新不及时。在数字化技术的帮助下，健康管理人员可使用智能手环（见图 6-15）、智能血压计、社区自助式健康检测设备等智慧养老产品实时获取老年人的健康信息，使健康管理服务更加符合老年人的现状。

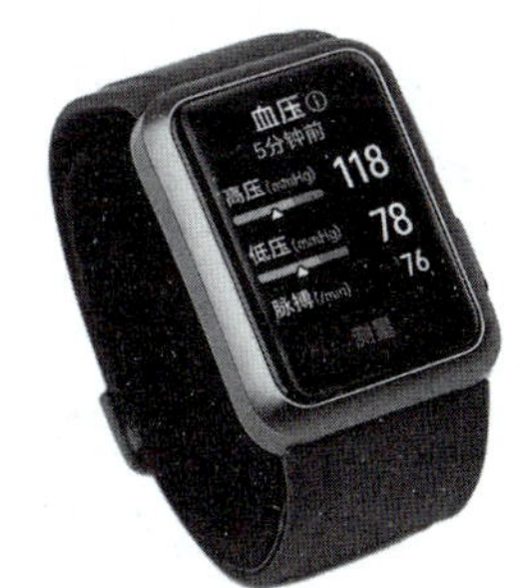

图 6-15　智能手环

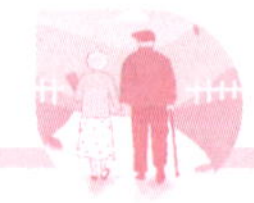

小贴士

社区自助式健康检测设备是指位于社区公共场所且便于社区居民开展自助健康检测的设备，这些设备具有身份识别、健康档案查询、健康信息监测、视频连线等多种功能。

（二）提高健康管理服务的效率

数字化技术可以帮助健康管理人员为老年人提供远程健康咨询、健康指导等服务，这使得老年人可以在家接受专业的健康管理服务，节省了老年人和健康管理人员的时间和精力，很大程度上提高了健康管理服务的效率。此外，健康管理人员也可以利用数字化技术快速录入、整理、分析老年人的健康信息，使健康管理服务更加精准、快捷。

（三）助力老年人跨越“数字鸿沟”

为老年人提供数字化健康管理服务，可以帮助老年人更加了解数字化技术，使老年人更好地融入现代社会，享受科技带来的便利与乐趣。因此，数字化健康管理服务的推广与应用，不仅是提高老年人健康水平的关键举措，还是构建全龄友好型社会的重要一环，能够让老年人在数字化时代中拥有获得感、幸福感和安全感。

数字化健康管理服务如何帮助老年人跨越“数字鸿沟”

二、数字化技术在老年人健康管理中的应用

数字化技术主要包括人工智能技术、物联网技术、大数据技术等，下面针对不同技术在老年人健康管理中的应用展开介绍。

（一）人工智能技术在老年人健康管理中的应用

人工智能是研究用于模拟、延伸和扩展人的智能的理论、方法、技术及应用系统的科学。人工智能技术在教育、医疗、养老、环境保护、城市管理、司法服务等领域都有广泛的应用，并且正在深刻地改变着人类的生活。人工智能技术在老年人健康管理服务中的应用主要包括以下内容。

1．健康危险因素干预

人工智能技术可以用于分析老年人的健康状况和健康风险，为老年人提供个性化的干预方案，如为老年人提供个性化营养食谱、为老年人制订个性化运动方案等。此外，人工智能技术还可以用于搜集、分析老年人的行为信息，从而掌握老年人的日常行为模式，当老年人的行为模式出现异常（如长时间未活动、起夜次数增加等）时，系统会为老年人或其家属发出提示，并为老年人提供个性化建议。

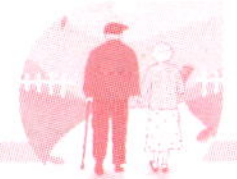

2．智能康复

老年人常因疾病或意外伤害而需要进行康复治疗，以恢复或维持身体功能。人工智能技术可以用于为老年人提供更加便捷的康复服务，这有助于加速康复进程，提高健康水平。

例如，应用了人工智能技术的智能康复机器人能够协助老年人持续、稳定地执行康复训练任务，从而确保康复训练的可重复性；同时，智能康复机器人能够在老年人康复过程中为其提供精准的指导，从而避免人为因素（如疲劳、情绪等因素）的影响；此外，智能康复机器人还能在康复训练时监测老年人的运动状态、肌肉力量等，以便及时调整康复方案，提高康复效率。

3．智能情感陪护

有很多老年人会受身体机能下降、子女工作繁忙等多种因素影响而出现焦虑、抑郁、孤独等情绪。人工智能技术的应用可以为老年人提供智能情感陪护服务，满足他们的情感需求。

例如，应用了人工智能技术的智能聊天机器人（见图 6-16）可以与老年人进行自然、流畅的对话，还可以提供讲故事、游戏互动等多种服务，让老年人感受到关爱和温暖，帮助老年人排解不良情绪。此外，智能聊天机器人还具备学习能力，能够通过与老年人互动，逐渐了解老年人的情感状态和需求，并为其提供个性化的心理支持。

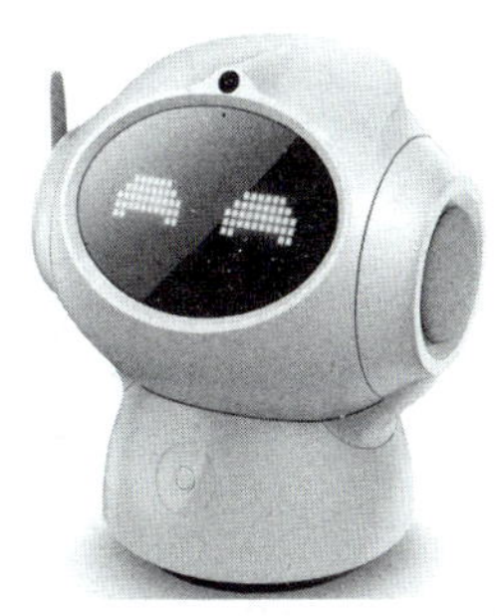

图 6-16　智能聊天机器人

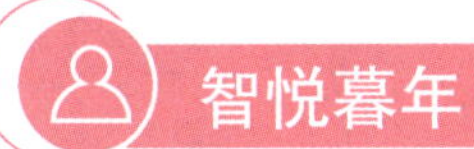

用智能聊天机器人温情陪伴老年人

2023 年 7 月 5 日，在四川省成都市某社区的草坪上，一个身高大约 1 米、说着四川话的白色机器人正陪着坐在轮椅上的冉奶奶聊天。“已经很久没有这样聊天了，真希望每天都能有这样一个朋友陪在我身边。”冉奶奶动情地说。

随着生活节奏的加快，很多子女由于各种各样的原因无法陪在老年人身边。为解决老年人的孤独问题，满足老年人的情感诉求，四川大学某团队研发了这款会说方言的智能聊天机器人。

据了解，这款机器人不仅能精准识别 30 种汉语方言和 5 种少数民族语言，还能亲切回应老年人的诉求。据团队成员介绍，我国大多数老年人都是以方言为日常用语，但现在市面上的很多智能产品难以识别方言，不能很好地服务老年人，因此团队成员便想设计一款能够听懂老年人方言的产品。

除此之外，这款机器人还具备人脸情绪识别功能，能够通过分析老年人说话时的面部表情，量化老年人的情绪指数，有效监测老年人的情绪变化，并生成情绪报告，以便健康管理人员为老年人制订个性化的心理干预方案。

冉奶奶所在的社区居住着许多空巢老年人，团队成员在得知这一情况后便将这款机器人带到了该社区。这款机器人用流利的方言和亲切的态度，受到了众多老年人的欢迎。

团队的指导老师表示，团队成员建立了包含普通话、汉语方言和少数民族语言等多种语言的语料库，研发了大语言模型，并对这款机器人进行了长期的语言训练。此外，团队计划将第一代产品投放到养老院，以收集更多语料，为第二代产品的研发和推广奠定基础。

团队的指导老师还表示，团队会在接下来的时间里与智能设备制造商开展合作，将团队研发的技术嵌入智能音箱等智能设备，让科技产品进入每一位老年人的家中，让老年人能够真正享受到科技发展的成果。

（资料来源：张峥，《陪老年朋友唠唠嗑 川大研发会说 30 种方言的机器人》，封面新闻，2023 年 7 月 6 日）

（二）物联网技术在老年人健康管理中的应用

物联网是指通过智能传感设备，按照约定协议，连接物、人、系统和信息资源，实现对现实和虚拟世界信息的实时处理并做出反应的智能服务系统。简而言之，物联网就是“使万物相连的网络”，在这个网络中，物体之间能够彼此“交流”。

物联网技术在老年人健康管理服务中的应用主要是将各种智能设备连接在一起，构建集多种功能于一体的智慧养老服务系统，健康管理人员可以通过该系统为老年人提供精准、快捷、专业的服务，主要包括以下内容。

1. 智能监测

智能手环、智能床垫等智能监测设备可以监测老年人的心率、血压、血氧饱和度、睡眠质量等健康信息，同时，这些信息可以通过无线传输技术发送至智慧养老服务系统的信息库。健康管理人员可以通过查看这些信息，及时了解老年人的健康状况，并在必要时采取干预措施。

2. 智能监控

健康管理人员可以在尊重老年人意愿的基础上在老年人家中安装智能监控设备。智能监控设备能精准识别老年人久坐、跌倒等情况，并及时向老年人、健康管理人员或老年人家属发出提示或警报，以保障老年人的安全。此外，健康管理人员还可以为老年人佩戴具有定位功能的智能监控设备，以防止老年人在外出时走失。

3. 智能呼叫

智能呼叫服务为老年人提供了便捷的通信手段。当遇到紧急情况时，老年人可以通过智能呼叫功能发送求救信号；此外，在有需要时，老年人也可以通过智能呼叫设备与健康管理人员或医护人员沟通，表达自己的需求。

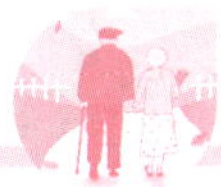

智悦暮年

“一键紧急报警器”守护幸福晚年

“奶奶，我给您讲讲这个‘一键紧急报警器’怎么用。”2023 年 6 月 19 日，在陕西省西安市新城区某社区的杨奶奶家里，社区党委书记孙某耐心讲解道，“按‘1’能连接到您女儿的手机，按‘2’能连接到社区工作人员的手机，按‘3’能收听天气预报。”

“一键紧急报警器”运用了物联网技术，采用了圆形报警键与拉绳设计，老年人遇到特殊情况时，按下报警键或拉动拉绳即可报警。为确保老年人会用、用得上“一键紧急报警器”，社区工作人员还主动上门为老年人讲解，帮助老年人录入紧急联系人信息，引导老年人进行尝试，有效解决了独居老年人看护难的问题。

前不久，新城区某社区党支部书记王某就作为紧急联系人收到了紧急求助。2023 年 5 月 25 日，正在外参加培训的王某的手机上连续收到 3 条紧急呼救报警信息。系统显示，报警信息来自独居老年人胡奶奶。王某不敢耽搁，立刻联系社区工作人员展开紧急救援工作。很快，社区工作人员、物业人员、民警陆续赶到胡奶奶家里，发现胡奶奶因为突然头晕腿软，坐在地上起不来。所幸经过检查，胡奶奶身体无大碍。

“独居老年人在生活中面临很多困难。我们社区结合实际，通过实施紧急系统应用计划，为辖区独居老年人安装‘一键紧急报警器’，关键时刻能够发挥大作用。”王某说。

近年来，新城区相关部门以建立慈善工作站、设立社区互助基金、办好关爱中心、成立志愿服务队为重点，在多个社区因地制宜开展老年人关爱工作，为保障独居老年人的生活提供了实实在在的帮助，稳稳托起了老年人的幸福。

（资料来源：刘枫，《“一键呼叫”守护老人平安》，《陕西日报》，2023 年 6 月 30 日）

（三）大数据技术在老年人健康管理中的应用

大数据是指体量巨大、来源多样、生成极快且多变、难以用传统数据体系结构有效处理的包含大量数据集的数据。大数据技术是指用非传统的方式对大数据进行处理，以挖掘出数据中蕴含的价值的技术。在老年人健康管理服务中，大数据主要包括老年人的健康信息、老年人接受健康管理服务的记录、老年人的就医记录等。大数据技术在老年人健康管理服务中的应用主要是对上述数据进行整合、分析，以便为老年人提供更优质的服务，主要包括以下内容。

1．建立老年人健康信息数据库

大数据技术可以用于建立老年人电子健康档案等健康信息数据库，以更好地管理老年人的健康信息。健康管理人员可以将监测到的健康信息及时上传到数据库，老年人也可以在数据库中更新自己的健康信息，各种智能监测设备监测到的数据也会实时上传至数据库，以便老年人的健康信息能得到有效管理。基于大数据技术构建的老年人健康信息数据库不仅有助

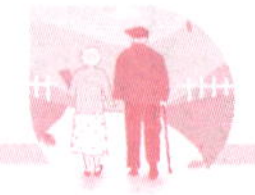

于提高健康信息管理的效率，还为实现老年人健康管理的智能化、个性化、精准化提供了坚实基础。

2．健康风险评估

大数据技术可以用于收集和分析来自患有不同疾病的老年人的医疗记录、生活习惯、生理指标等海量数据，从而构建出复杂而精准的健康风险评估工具。健康管理人员可以使用这些评估工具快速获取老年人的健康风险评估报告，并及时采取预防措施；老年人也可以自行使用这些工具评估自己的健康风险，以增强健康意识，提高健康水平。

3．健康危险因素干预

大数据技术可以用于对老年人的健康信息进行深入分析，辅助健康管理人员制订健康危险因素干预方案；此外，大数据技术还可以用于通过预设程序对老年人的健康信息进行自动分析，并直接生成健康危险因素干预方案，供健康管理人员、老年人使用或参考。

4．慢性病患者健康管理

大数据技术可以用于将与慢性病老年患者有关的数据（如用药情况、病情等）整合在一起，并用于构建慢性病老年患者健康管理系统。健康管理人员可以依托慢性病老年患者健康管理系统，为慢性病老年患者制订合理、科学、有效的干预方案，进而提高慢性病健康管理水平。

大数据技术助力智慧养老

随着智慧养老服务行业的发展，山东省潍坊市青州市加入了探索智慧养老服务新模式的行列，构建了智慧养老服务平台，利用大数据技术为老年人提供更加个性化、更加高效的服务，让老年人共享发展成果、安享幸福晚年。

1．“大数据+服务”，搭建智慧养老服务平台

青州市相关部门立足于青州市老年人的服务需求，坚持政府主导、企业参与、市场导向的原则，搭建了青州市智慧养老服务平台，以信息化手段整合“线上+线下”资源，探索出“1+4”智慧养老服务模式，即以一个智能化平台为基础，建设“青州智慧养老”网站，汇集老年人和养老机构“大数据”，开展居家和社区“大服务”，进行服务保障“大监管”。

2．“大数据+监管”，实现养老服务全面监管

青州市智慧养老服务平台能够对智能设备产生的大数据进行分析，及时识别老年人的健康风险，并提醒健康管理人员采取预防措施，以保障老年人的安全。

不仅如此，青州市相关部门还将青州市内的18家养老机构纳入青州市智慧养老服务平台，通过采集、分析养老机构老年人的入住信息、退住信息、接受服务记录等数据，准确掌握养老机构的运营状况。此外，青州市相关部门还将青州市47个老年人食堂纳入青州市智慧养老服务平台，平台会自动记录老年人的就餐信息，以确保老年人食堂持续、稳定运行。

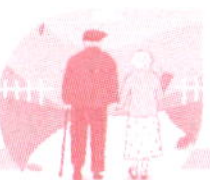

3．"大数据+质量"，助力经济社会高质量发展

青州市智慧养老服务平台中提供的每一项服务都以派工单的形式来体现，老年人可以通过App、小程序等下单，健康管理人员会对工单进行处理，并对老年人进行回访，以改进服务质量。此外，青州市相关负责人表示，青州市智慧养老服务平台还将继续加入家政服务、管道疏通、开锁修锁、家电维修等多种服务，以"线上下单+线下服务"的模式，实现一站式智慧养老服务，满足老年人多样化、个性化的需求。

（资料来源：王雪艺，《潍坊青州：大数据赋能养老行业绿色低碳高质量发展》，大众网，2024年5月17日）

任务实施

查询并分析智慧养老服务系统

任务描述：

随着科技的飞速发展，如何利用科技的力量提高老年人的健康水平成为备受关注的话题。智慧养老服务系统作为科技与养老服务深度融合的产物，正悄然改变着传统的养老模式，并为老年人健康管理服务领域注入新的活力。请查询并分析智慧养老服务系统。

实施流程：

（1）2～3人一组，上网查询1～2个典型的智慧养老服务系统，并了解其功能。

（2）小组成员通过访问系统官网、下载相关应用、阅读用户手册等方式分析这些智慧养老服务系统的优势，并探讨如何在老年人健康管理工作中应用这些系统。

（3）小组成员将查找到的资料和自己的见解整理成报告。

（4）小组成员在课堂上展示报告，主讲教师对小组成员的表现进行点评。

学习成果自测

1．填空题

（1）中医体质包括平和质、______________、阳虚质、阴虚质、______________、湿热质、血瘀质、______________和特禀质9种。

（2）中医药保健指导主要包括______________、饮食调养、______________、运动保健、穴位保健等。

（3）智慧养老服务系统可以为老年人提供智能监测、______________、智能呼叫等服务。

2. 选择题

（1）下列关于老年人中医体质的说法，正确的是（　　）。

A. 平和质的老年人对自然环境和社会环境的适应能力较差

B. 湿热质的老年人能够适应夏末秋初的湿热气候

C. 痰湿质的老年人一般形体肥胖

D. 气郁质的老年人不易患抑郁症、焦虑症等心理疾病

（2）下列关于老年人中医药保健指导的说法，正确的是（　　）。

A. 健康管理人员应建议阳虚质的老年人食用性质寒凉的食物

B. 健康管理人员应建议气郁质的老年人在日常生活中多看轻松愉快的电视节目

C. 健康管理人员应建议阴虚质的老年人多蒸桑拿、泡温泉

D. 健康管理人员应建议血瘀质的老年人进行高强度的运动

（3）物联网技术在老年人健康管理服务中的应用主要是（　　）。

A. 构建集多种功能于一体的智慧养老服务系统

B. 建立老年人健康信息数据库

C. 进行健康风险评估

D. 智能情感陪护

3. 简答题

（1）简述针对痰湿质的老年人进行中医药保健指导的措施。

（2）简述大数据技术在老年人健康管理服务中的应用。

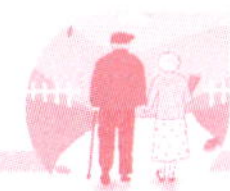

学习成果评价

请进行学习成果评价，并将评价结果填入表 6-5 中。

表 6-5　学习成果评价表

<table>
<tr><td>班级</td><td></td><td>组号</td><td></td><td>日期</td><td></td></tr>
<tr><td>姓名</td><td></td><td>学号</td><td></td><td>主讲教师</td><td></td></tr>
<tr><td>项目名称</td><td colspan="5">老年人中医药健康管理和数字化健康管理</td></tr>
<tr><td>评价项目</td><td colspan="3">评价内容</td><td>分值</td><td>评分</td></tr>
<tr><td rowspan="5">理论知识
30%</td><td colspan="3">老年人中医体质的分类与特征</td><td>5</td><td></td></tr>
<tr><td colspan="3">老年人体质信息的采集和中医体质的判定</td><td>8</td><td></td></tr>
<tr><td colspan="3">老年人中医药保健指导</td><td>8</td><td></td></tr>
<tr><td colspan="3">老年人数字化健康管理的意义</td><td>3</td><td></td></tr>
<tr><td colspan="3">数字化技术在老年人健康管理中的应用</td><td>6</td><td></td></tr>
<tr><td rowspan="4">实践技能
50%</td><td colspan="3">能够采集老年人的体质信息</td><td>12</td><td></td></tr>
<tr><td colspan="3">能够判定老年人的中医体质</td><td>12</td><td></td></tr>
<tr><td colspan="3">能够对不同中医体质的老年人进行中医药保健指导</td><td>13</td><td></td></tr>
<tr><td colspan="3">能够将数字化技术应用到老年人健康管理服务中</td><td>13</td><td></td></tr>
<tr><td rowspan="4">综合素养
20%</td><td colspan="3">遵守课堂纪律，积极回答问题</td><td>5</td><td></td></tr>
<tr><td colspan="3">养成细致、专注、严谨的学习态度</td><td>5</td><td></td></tr>
<tr><td colspan="3">传承中华传统美德，践行尊老爱老理念</td><td>5</td><td></td></tr>
<tr><td colspan="3">深化对老年人健康管理的认识，致力于实践创新与行业发展</td><td>5</td><td></td></tr>
<tr><td colspan="4">合计</td><td>100</td><td></td></tr>
<tr><td>自我评价</td><td colspan="5"></td></tr>
<tr><td>教师评价</td><td colspan="5"></td></tr>
</table>

参考文献

[1] 朱霖．老年人健康管理实务［M］．北京：人民卫生出版社，2022．

[2] 沈军．老年人健康管理实务［M］．北京：科学出版社，2023．

[3] 范春玥，张团．老年人健康管理［M］．北京：科学出版社，2022．

[4] 曾强，陈垦．老年健康服务与管理［M］．北京：人民卫生出版社，2020．

[5] 王陇德．健康管理师．国家职业资格二级［M］．2 版．北京：人民卫生出版社，2019．

[6] 王陇德．健康管理师．国家职业资格三级［M］．2 版．北京：人民卫生出版社，2019．

[7] 中国营养学会．中国居民膳食指南．2022［M］．北京：人民卫生出版社，2022．

[8] 冯晓丽．老年健康管理师实务培训．下册，实务培训［M］．北京：中国劳动社会保障出版社，2014．